DIE ZWILLINGSPATHOLOGIE

IHRE BEDEUTUNG · IHRE METHODIK IHRE BISHERIGEN ERGEBNISSE

VON

DR. HERMANN WERNER SIEMENS
PRIVATDOZENT FÜR DERMATOLOGIE AN DER
UNIVERSITÄT MÜNCHEN

MIT 14 ABBILDUNGEN

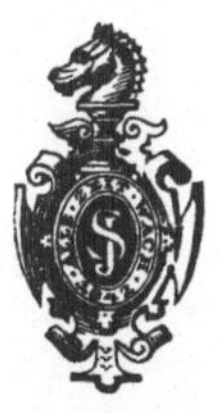

SPRINGER-VERLAG BERLIN HEIDELBERG GMBH 1924

AUS DER
DERMATOLOGISCHEN UNIVERSITÄTS-KLINIK UND -POLIKLINIK IN MÜNCHEN
VORSTAND: PROFESSOR DR. L. R. v. ZUMBUSCH.

ISBN 978-3-662-36000-2 ISBN 978-3-662-36830-5 (eBook)
DOI 10.1007/978-3-662-36830-5

Vorwort.

In der Absicht, die »keimplasmatische Nävustheorie« Meirowskys auf ihre Richtigkeit hin zu prüfen, begann ich vor etwa $1^1/_2$ Jahren mit dermatologischen Untersuchungen an Zwillingen. Während der Arbeit kam mir die prinzipielle methodologische Bedeutung solcher Untersuchungen für die allgemeine Vererbungspathologie immer mehr zum Bewußtsein, auch nichtdermatologische Befunde, die ich zufällig erhob, erregten meine Aufmerksamkeit und mein Interesse, Material aus allen Spezialgebieten der Medizin sammelte sich an: und so ist es wohl gerechtfertigt, unter Berücksichtigung der spärlichen Literatur über die erhobenen Befunde im Zusammenhang zu berichten. Die Nävusuntersuchungen, von denen meine Arbeit ausging, wurden an anderer Stelle (Archiv für Dermatologie und Syphilis) veröffentlicht.

Die auf diese Weise entstandene »Zwillingspathologie« ist ein Gebiet ätiologischer Forschung, welches bisher noch niemals systematisch betreten wurde. In ihr liegen aber Möglichkeiten vererbungspathologischer Arbeit, welche versprechen, unsere Kenntnisse von der idiotypischen Bedingtheit menschlicher Krankheiten entscheidend zu fördern, ja, auf eine neue und breitere Basis zu stellen. Möchten die begonnenen Untersuchungen für dieses noch unbebaute Feld das Interesse der Ärztewelt erwecken und dadurch dem Studium der Vererbungspathologie des Menschen dienen.

München, Dermatologische Poliklinik, Ende 1923.

Siemens.

Inhaltsverzeichnis.

Allgemeine Zwillingspathologie.

1. Bedeutung der Zwillingspathologie.

Die menschliche Vererbungsforschung befindet sich gegenüber der Vererbungsforschung bei Tieren und Pflanzen in einer schwierigen Lage: mit dem Menschen kann man keine Vererbungsexperimente machen. Trotzdem ist es aber nicht berechtigt, die menschliche Erbforschung der sog. experimentellen als etwas prinzipiell Verschiedenes gegenüberzustellen. Die Methodik der Vererbungsforschung ist bei Menschen, Tieren und Pflanzen im Grunde die gleiche. Der Unterschied beruht nur darauf, daß der Zoo- und der Phytogenetiker die Kreuzungen, die er braucht, durch das Kreuzungsexperiment ad hoc herstellen kann, während sie der Vererbungspathologe aus den wahllosen Experimenten, welche die Natur oder die Laune der Menschen macht, in mühevoller methodischer Weise heraussuchen muß. Der Unterschied der menschlichen von der sog. experimentellen Erbforschung liegt also in weiter nichts, als in der Art der Materialbeschaffung; die Materialbeschaffung ist eben beim Menschen ungleich schwieriger. Die eigentliche Methodik der Vererbungsforschung beruht aber beim Menschen, ebenso wie bei den Tieren und Pflanzen, auf der Feststellung und statistischen Bearbeitung der Häufung eines Merkmals innerhalb bestimmter Gruppen verwandter Lebewesen.

Vom methodologischen Standpunkt aus ist es also durchaus nicht nötig, zwischen „experimenteller" und „nichtexperimenteller" Vererbungsforschung zu unterscheiden. Dagegen wechselt die statistische Methode je nach den Gruppen, innerhalb derer die Häufigkeit eines bestimmten Merkmals nachgewiesen und bearbeitet werden soll. Diejenigen Gruppen, welche in dieser Hinsicht beim Menschen in erster Linie in Betracht kommen, sind die (System-) Rasse, die Familie und die Zwillingsschaft.

Es dürfte daher dem Verständnis der Methodik menschlicher Erbforschung dienlich sein, wenn man zwischen rassenbiologischer, familienbiologischer und zwillingsbiologischer Forschung unterscheidet, oder, um gleich den medizinischen Standpunkt in den Vordergrund zu rücken, zwischen Rassenpathologie, Familienpathologie und Zwillingspathologie.

Übrigens kann man entsprechend auch die Anthropologie in eine (system-) rassenanthropologische, eine familienanthropologische und eine zwillingsanthropologische Lehre gliedern, je nachdem das Auftreten bestimmter Merkmale in Rassen, in Familien oder in Zwillingsschaften studiert wird. Stellt man sich auf den Standpunkt von MARTIN und LENZ, daß die Anthropologie die Lehre von den erblichen Unterschieden der (gesunden) Menschen sei, so kommt man zu dem Schluß, daß die Rassenanthropologie, die Familienanthropologie und die Zwillingsanthropologie zusammen die drei Kapitel bilden, aus denen sich die menschliche Vererbungslehre, soweit sie sich eben auf nichtpathologische Charaktere erstreckt[1]), zusammensetzt. Da nun die Zwillingsanthropologie (THORNDIKE, POLL, WILDER) erst in Anfängen vorliegt, und da auch die Familienanthropologie erst seit jüngster Zeit systematisch betrieben wird (MARTIN, E. FISCHER, SCHEIDT), so kommt man zu dem Ergebnis, daß die Anthropologie bis vor kurzem nichts anderes gewesen ist, als ein Dritteil der menschlichen Vererbungswissenschaft. Die Verbreiterung, welche die Basis der anthropologischen Forschung durch die Einführung der Familien- und der Zwillingsanthropologie gewinnt und noch gewinnen wird, zeigt uns also einen Vorgang, der sich unter dem Zwang der aufblühenden Erblichkeitsforschung mit Notwendigkeit vollzieht und noch weiter vollziehen muß. Das Ende dieses Vorgangs aber ist das Ende der alten „Anthropologie"; an ihre Stelle tritt die Vererbungslehre des (gesunden) Menschen.

Die rassenpathologische Forschung, d. h. die Feststellung einer Krankheitshäufung bei einzelnen Rassen, existiert schon sehr lange Zeit, vermochte sich aber niemals eine besondere Geltung zu verschaffen. Die geringe Bedeutung rassenpathologischer Untersuchungen für die Vererbungspathologie hat ihren hauptsächlichsten Grund in dem Umstand, daß es zur Beurteilung derartiger Befunde fast stets an einem einwandfreien Vergleichsmaterial fehlt. Zwei verschiedene Menschenrassen leben wohl niemals unter völlig gleichen Umweltbedingungen; zum mindesten pflegt ihre durchschnittliche soziale Stellung verschieden zu sein. Befunde, welche bei einer Rasse die Häufung einer bestimmten Krankheit feststellen, können daher niemals unmittelbaren Aufschluß über die Erbverhältnisse dieser Rasse geben; sie lassen

[1]) Manche Autoren wollen freilich anscheinend auch die pathologischen Merkmale, soweit sie erblich sind, in das Forschungsgebiet der Anthropologie einreihen, so daß bei ihnen die gesamte menschliche Vererbungspathologie einfach zu einem Teilgebiet der Anthropologie wird; dem Sinne, welchen man bisher mit dem Begriff „Anthropologie" verband, entspricht das jedoch nicht.

im Gegenteil fast immer ganz verschiedene Auslegungen zu und erfreuen sich deshalb nur eines recht geringen Ansehens in der Vererbungswissenschaft.

Wesentlich günstiger liegen die Verhältnisse bei der Familienpathologie. Gründete sich doch die bisherige Vererbungspathologie des Menschen fast ausschließlich auf familienpathologische Befunde. Aber auch die Familienpathologie gibt oft gar keine, im besten Fall nur eine ungenügende Antwort auf die wichtige und unerläßliche Vorfrage jeder Vererbungsforschung, nämlich auf die Frage, ob das zu untersuchende Merkmal überhaupt erblich bedingt ist, oder ob es vielleicht nur durch (uns unbekannte) Umweltfaktoren hervorgerufen wird. Es gibt aber eine Möglichkeit, auch diese Lücke der bisherigen menschlichen Vererbungspathologie auszufüllen; das ist die zwillingspathologische Forschung.

Die Zwillingspathologie ist insofern ein Teil der Familienpathologie, als auch sie sich mit der Feststellung von Krankheitshäufung bei Personen der gleichen Familie beschäftigt. In denjenigen Fällen aber, in denen es sich um eineiige (identische, homologe) Zwillinge handelt, liegen noch besondere Verhältnisse vor. Eineiige Zwillinge entstehen durch die Verdoppelung und Zweiteilung einer befruchteten Eizelle, gleichsam also als ein Fall vegetativer Vermehrung beim Menschen. Dieser ungewöhnliche Fortpflanzungsmodus ermöglicht eine ganz gleiche Verteilung der Erbmasse. „Wir haben hier also einen Fall von völliger Identität der Erbanlagen zweier Individuen, denn die Idkombination der beiden aus einem Befruchtungsvorgang sich ableitenden Eier muß genau dieselbe sein" (WEISMANN). Es ist folglich eine Forderung der Logik, daß alle Unterschiede, welche eineiige Zwillinge darbieten, paratypischer (nichterblicher, umweltbedingter) Natur sind[1]). Ausnahmen sind nur denkbar

1. durch ungleiche Teilung,
2. durch nachträgliche Änderung der Erbanlagen des einen Zwillings (Idiokinese).

Daß die Zellteilung, durch die identische Zwillinge entstehen, gelegentlich Störungen erleiden und dann zu erbungleichen Indi-

[1]) Ganz das Gleiche gilt für die Doppelmißbildungen, die als unvollkommen gesonderte eineiige Zwillinge (SCHWALBE) aufzufassen und daher in die zwillingspathologische Forschung einzubeziehen sind.

viduen führen kann, darf man wohl vermuten. Sicherlich würde es sich aber in solchen Fällen um Ausnahmen handeln, und die Behauptung von MATHES, daß die Wahrscheinlichkeit der Entstehung zweier identischer Zellhälften unendlich klein sei, geht entschieden zu weit. MATHES gibt auch gar keine Begründung seiner Behauptung und geht von dem irrtümlichen Standpunkt aus, daß es sich bei der Teilung, durch welche identische Zwillinge entstehen, um eine Reduktionsteilung handele. Bedenkt man dieses, so erscheint die Behauptung von MATHES aber geradezu ungeheuerlich. Die Zellhälften, welche durch die Reduktionsteilung entstehen, mögen immerhin geometrisch nicht genau gleich sein; praktisch werden auf alle Fälle gleiche Hälften geschaffen — die ganze mendelistische Vererbungslehre könnte nicht existieren, wenn das anders wäre! Kann man doch das Wesen der MENDELschen Entdeckung geradezu so formulieren, daß man sagt: MENDEL hat die (praktische) Gleichheit der Reduktionsteilung entdeckt! Für den, der diese Teilung für ungleich hält, hat MENDEL nicht gelebt.

Daß die Reduktionsteilung normalerweise gleiche Hälften schafft — der ganze komplizierte Mechanismus der Zellteilung hat ja vermutlich nur den Zweck, diese Gleichheit mit möglichster Genauigkeit zu garantieren! — das schließt natürlich nicht aus, daß gelegentlich Störungen des Teilungsprozesses eintreten können, die dann auch zu ungleichen Teilungsprodukten führen. Das bekannteste Beispiel für eine solche Störung der normalen Reduktionsteilung ist die non-disjunction BRIDGES, bei der zwei Chromosomen, die zu einem Paar gehören, und die folglich durch die Reduktionsteilung getrennt werden sollten, pathologischerweise beisammen bleiben.

Bei der Entstehung der eineiigen Zwillinge handelt es sich aber um keine Reduktionsteilung (bei welcher die Zahl der Chromosomen um die Hälfte vermindert wird), sondern um eine gewöhnliche Zellteilung mit Erhaltung der arttypischen Chromosomenzahl. Wir haben bei ihr jedoch ebensowenig Grund, an der Entstehung praktisch gleicher Hälften zu zweifeln wie bei der Reduktionsteilung. Liegt doch auch ihr der gleiche komplizierte Teilungsmechanismus zugrunde, der bei der Reduktionsteilung offenbar die Gleichheit beider Tochterzellen verbürgt! Für die Gleichheit der entstehenden Teilungsprodukte haben wir aber auch Anhaltspunkte in der Beschaffenheit der eineiigen Zwillinge selbst. Schon die überraschende Ähnlichkeit dieser Zwillinge läßt sich doch kaum anders verstehen, als unter der Voraussetzung, daß eben ihre Erbanlagen in weitem Ausmaß übereinstimmen! Aber auch die Beobachtung einzelner als erblich bekannter Merkmale führt zu dem gleichen Schluß. Bei denjenigen Zwillingen, welche sich in den Gesichtszügen gleichen, pflegen auch Augen-, Haar-, Hautfarbe vollkommen übereinzustimmen. Ausnahmen von dieser Regel sind nicht bekannt; (von nichterblichen pathologischen Störungen wie Naevi pigmentosi und depigmentosi, Heterochromia iridis u. dgl. ist natürlich abzusehen). Wenn aber die Erbanlagen, welche die Pigmente und die Ähnlichkeit des Gesichtes bedingen, in genau gleicher Weise auf beide Zwillinge verteilt zu werden pflegen, so läßt sich nicht einsehen, warum eine solche gleiche Teilung nicht auch für die anderen, einschließlich der pathologischen Anlagen möglich sein soll. Daß ausnahmsweise eine Störung des Teilungsprozesses erfolgen, und dann ein eineiiges Zwillingspaar mit nicht identischen Erbanlagen entstehen kann, läßt sich freilich nicht ausschließen; Beobachtungen, die eine solche Vermutung stützen könnten, liegen aber bis jetzt nicht vor.

Abgesehen von einer krankhaften Störung des Teilungsprozesses wäre die Entstehung ungleicher Erbmassen bei eineiigen Zwillingen noch dadurch denkbar, daß bei dem einen Zwilling im Laufe der Ontogenese eine Erbanlage oder eine Gruppe von Erbanlagen durch idiokinetische Faktoren eine nachträgliche Änderung erfährt. Daß eine derartige idiokinetische Änderung möglich ist, muß man annehmen; dafür, daß sie beim Menschen tatsächlich häufiger vorkommt, haben wir jedoch keine Anhaltspunkte. In praxi kann man deshalb mit gutem Recht als Regel aufstellen, daß die Verschiedenheiten identischer Zwillinge auf die Wirkung nichterblicher Faktoren zurückzuführen sind.

In den identischen Zwillingen besitzen wir also einen kleinen Ausschnitt aus derjenigen genetischen Einheit, die man Biotypus (JOHANNSEN), Erbstamm, nennt. Als zum gleichen Biotypus gehörend werden Individuen bezeichnet, die idiotypisch vollkommen übereinstimmen. Von den Biotypen der Phytogenetiker unterscheiden sich die identischen Zwillinge nur dadurch, daß sie 1. immer von gleichem Geschlecht (und folglich nicht fortzüchtbar), 2. nicht durchgehend homozygot, sondern stets in zahlreichen Erbanlagepaaren heterozygot sind. Einen wesentlichen Unterschied aber bedingt das nicht. Daß die Zwillinge als zum gleichen Biotypus gehörig betrachtet werden können, folgt aus der Übereinstimmung ihrer Erbanlagen.

In den eineiigen Zwillingen besitzen wir also „idiotypisch einheitliches Material". Durch die zwillingspathologische Forschung können daher Fragen gelöst werden, die auf familienpathologischem Wege unlösbar sind. Allerdings ist die Familienpathologie in besonderem Maße dazu befähigt, uns mit Hilfe von Analogien zu den Erfahrungen der Tier- und Pflanzenexperimente die bestimmte Natur gewisser Erbanlagen (Dominanz, Rezessivität, Polyphänie usw.) zu erschließen. Die Leistungsfähigkeit der familienpathologischen Forschungsmethode ist aber damit im wesentlichen erschöpft. Niemals läßt sich auf familienpathologischem Wege die Erblichkeit eines Leidens mit Sicherheit ausschließen; denn bei einem Leiden, das eine deutliche familiäre Häufung vermissen läßt, besteht doch immer noch die Möglichkeit, daß es zwar idiotypisch bedingt, aber sehr kompliziert zusammengesetzt (polyid) ist; und umgekehrt wird es auf familienpathologischem Wege nie gelingen, bei kompliziert zusammengesetzten Erbleiden erbliche Bedingtheit zu beweisen, da man eine starke, statistisch sicher erfaßbare familiäre Häufung bei ihnen ja gar nicht erwarten kann. Mit Hilfe der Familienpathologie läßt sich also niemals die Frage entscheiden, ob das Fehlen stärkerer familiärer Häufung auf Nichterblichkeit oder auf komplizierter Erblichkeit (Polyidie) beruht.

Im Gegensatz hierzu erlaubt die Zwillingspathologie — eine kritische und sorgfältige Methodik vorausgesetzt — sowohl den Nachweis der Nichterblichkeit als auch den Nachweis der kompliziert erblichen Bedingtheit eines Merkmals. Sie erlaubt, die Nichterblichkeit, also den Grad der Paravariabilität näherungsweise geradezu zu messen, soweit es eben die Größe des zur Verfügung stehenden Materials zuläßt. Bedienen wir uns bei solchen Untersuchungen des Vergleiches mit dem Verhalten zweieiiger Zwillinge, so läßt sich mit Hilfe der Zwillingspathologie sogar noch ein Urteil gewinnen über das Ausmaß der erblichen Disposition solcher Merkmale, die im wesentlichen nichterblich bedingt sind; es läßt sich also die idiotypische Disposition paratypischer Merkmale in ihrer Größe näherungsweise bestimmen.

Eine weitere Forschungsmöglichkeit bietet die Zwillingspathologie schließlich in bezug auf solche Merkmale dar, deren Manifestation mit dem Alter stark zu- (Haarfarbe) oder stark abnimmt (Keratosis pilaris). Bei derartigen Merkmalen ist es mit Hilfe familienpathologischer Untersuchungen sehr schwer, ja meist wohl unmöglich, ein sicheres Urteil über ihre erbliche Bedingtheit zu gewinnen, weil die untersuchten Personen in verschiedenem Alter stehen, und man folglich bei einem Vergleich der Ausbildung des Leidens bei den einzelnen Familienmitgliedern diesen Alterseinfluß in Anrechnung bringen müßte, der sich meist aber gar nicht genauer bestimmen läßt. Aus diesem Grunde weiß man über die Erblichkeit von Leiden, wie die Keratosis pilaris, fast nichts. Man hat zwar vermutet, daß sie sich einfach dominant vererbt; zuverlässiges Material darüber liegt aber nicht vor, ja, wir besitzen noch nicht einmal genügende Unterlagen für die Behauptung, daß die Keratosis pilaris entscheidend durch die Erbanlagen bedingt sei. Auch über solche Leiden, deren erbliche Bedingtheit zwar unkompliziert, aber wegen schwankender Manifestationsverhältnisse schwer feststellbar ist, kann uns daher die Zwillingspathologie wertvolle Aufklärung geben, da sie die gleichzeitige Untersuchung von Verwandten gleicher Altersstufe ermöglicht.

Die Zwillingspathologie führt folglich zu Erkenntnissen, welche die Familienpathologie teils nur schwer, teils überhaupt niemals vermitteln kann, und sie stellt daher im Rahmen der menschlichen Vererbungspathologie nicht nur eine notwendige Ergänzung familienpathologischer Untersuchungen dar, sondern auch eine eigene, der Familienpathologie koordinierte, durch keine andere Untersuchung ersetzbare Forschungsmethode.

Insofern besteht hier eine Analogie zu der sog. experimentellen Vererbungsforschung, eine Analogie, die — wenn auch mit der Unvollkommenheit jedes Vergleiches — die eigene Bedeutung der Zwillingspathologie gut zur Anschauung bringt. Man kann nämlich die Familienpathologie in Parallele stellen zu den Kreuzungsexperimenten, während die Zwillingspathologie gewissermaßen die Versuche mit reinen Linien ersetzt. Die Kreuzungsexperimente einerseits, die Versuche mit reinen Linien (JOHANNSEN) andererseits sind ja die beiden Grundpfeiler, auf denen sich das Gebäude der modernen mendelistischen Erblichkeitslehre erhebt. So wie uns die Kreuzungsexperimente gestatten, den Gang der Erbanlagen durch die Generationen zu verfolgen und über ihre spezielle Natur (ihre Dominanz, Rezessivität, Geschlechtsabhängigkeit, Polyphänie usw.) Aufklärung zu erlangen, so verhilft uns auch die Familienpathologie, als ein Kreuzungsexperiment a posteriori, zu den entsprechenden Erkenntnissen beim Menschen. Und wie neben die Kreuzungsexperimente die Versuche mit reinen Linien treten, und uns in abstrahierter Form die unterschiedliche Wirkung der Umweltfaktoren an mehreren erblich identischen Individuen erkennen und dadurch das eigentliche Substrat des Idiotypus klar hervortreten lassen, so verhilft uns auch die Zwillingspathologie zu einer entsprechenden Kenntnis über das idiotypische Radikal des menschlichen Geschlechts, und sobald die ersten umfangreicheren Ergebnisse der Zwillingspathologie vorliegen, werden wir sie deshalb aus der gesamten Vererbungspathologie des Menschen genau so wenig wegdenken können, wie die Johannsenschen Versuche aus der Vererbungslehre der Botaniker.

Wenn es bisher auch eine Zwillingspathologie in dem hier erörterten Sinne noch nicht gab, so haben wir doch schon lange eine Zwillingsforschung. Denn einige Anthropologen, besonders Poll, haben im Anschluß an die Arbeiten Francis Galtons die Bedeutung von Untersuchungen identischer Zwillinge erkannt und größere Reihen solcher Zwillingspaare nach anthropometrischen Methoden auf die Ähnlichkeit bezüglich ihrer „normalen" Merkmale untersucht. Um so auffallender ist es, daß sich die Vererbungspathologie mit diesem Zweig der menschlichen Erbforschung noch niemals systematisch befaßt hat. Verspricht doch die Erforschung pathologischer Erbanlagen zu sehr viel zahlreicheren und praktisch wichtigeren Ergebnissen zu führen als die Untersuchung nichtpathologischer Merkmale! Bei pathologischen Merkmalen hat ja die Häufung in der Familie bzw. bei Zwillingen ein sehr viel größeres Gewicht als bei normalen Eigenschaften, weil pathologische Charaktere mehr oder weniger selten zu sein pflegen, und infolgedessen eine rein zufällige Häufung als Fehlerquelle bei ihnen nicht wesentlich in Betracht kommt. Auch scheint der Reichtum pathologischer Formen erheblich größer zu sein als der gut feststellbarer normaler Unterschiede. Die Zwillingspathologie verspricht aus diesem Grunde im Gegensatz zu der anthropologischen Zwillingsforschung, bei der übrigens auch die methodischen Kontrolluntersuchungen an nichtidentischen Zwillingen meist versäumt wurden, ein umfangreiches brauchbares Material herbeizuschaffen, das unsere vererbungspathologischen Kenntnisse vielfach auf eine ganz neue Basis stellen wird, und sicher auf eine sehr viel breitere Basis, als es mit der bisher so gut wie ausschließlich gepflegten Familienpathologie möglich war. Die Zwillingspathologie wird uns außerdem in den Stand setzen, die bisherigen Ergebnisse der familienpathologischen Forschung auf einem anderen Wege nachzuprüfen; sie bildet dadurch eine wichtige und notwendige Kontrolle der Familienpathologie.

Der Grund, warum dieses aussichtsreiche Gebiet vererbungspathologischer Forschung bisher niemals systematisch betreten wurde, mag zu einem Teil darauf zurückzuführen sein, daß die Diagnose der Eineiigkeit allgemein für ein sehr schwieriges Problem gilt. Eine übertriebene Skepsis, die unsere Arbeitsfreudigkeit lähmt, scheint aber gerade in diesem Punkte nicht am Platze. Richtig ist freilich, daß im einzelnen Fall der sichere Beweis der Eineiigkeit nur durch die Untersuchung von Placenta und Eihäuten erbracht werden kann, und daß dieser Weg der Beweisführung uns in der Mehrzahl der Fälle verschlossen ist. Bei systematisch aufgenommenen zwillingspathologischen Untersuchungen wird es sich jedoch sehr bald nicht mehr um Einzelfälle, sondern um die statistischen Ergebnisse aus größeren Untersuchungsreihen handeln. Dann aber ist das Entscheidende nicht mehr die Frage, ob dieser oder jener Einzelfall mit Bestimmtheit eineiig ist, sondern ob wir die genügende Sicherheit haben, daß unser Material wenigstens in der überwiegenden Mehrzahl der Fälle aus eineiigen Zwillingspaaren besteht. Diese Sicherheit kann man aber leicht erlangen.

Bekanntlich erhält jedes Kind (wenn wir von der Geschlechtseinheit absehen) die Hälfte seiner Erbanlagen von dem einen, die andere Hälfte von dem anderen Elter. Für Geschwister, die nicht zufällig identische Zwillinge sind, besteht also die Möglichkeit, sämtliche Erbanlagen gemeinsam zu besitzen, aber auch die umgekehrte Möglichkeit, keine einzige Erbanlage gemeinsam zu haben. Die Erbähnlichkeit von Geschwistern schwankt folglich zwischen 0 und 1. Da jedoch die Erbmasse des Menschen aus zahlreichen, sich unabhängig voneinander vererbender Anlagen besteht, so ist die Wahrscheinlichkeit, daß eins der genannten Extreme eintritt, eine ganz außerordentlich geringe, ja sie ist so gering, daß sie praktisch überhaupt nicht in Betracht kommt. Rechnet man nur mit dem Austausch der Chromosomen (beim Menschen wahrscheinlich 24) und nicht mit dem Austausch der Chromosomenteile, der Chromomeren, so könnte es (nach FRIEDENTHAL) nur einmal in 200 000 Trillionen Fällen vorkommen, daß zwei Geschwister gar nicht bzw. vollständig miteinander erbverwandt sind. In der überwiegenden Mehrzahl der Fälle schwankt die Ähnlichkeit der Geschwister in bezug auf ihre Erbanlagen um den Mittelwert von $^1/_2$, etwa zwischen $^1/_4$ und $^3/_4$. Zwillinge, die nicht identisch sind, verhalten sich natürlich wie gewöhnliche Geschwister, und wir haben deshalb, wenn wir eine größere Reihe als erblich bekannter Charaktere untersuchen, bei nicht identischen Zwillingen eine ganz überwiegende Wahrscheinlichkeit, wesentliche Differenzen aufzufinden. Bei gründlicher Untersuchung von Zwillingen muß deshalb die Entscheidung, ob es sich um identische oder um nicht identische Zwillinge handelt, der Regel nach leicht zu stellen sein. In der Tat habe ich auch bei meinen Untersuchungen die Beobachtung gemacht, daß man bei sorgfältiger Beachtung schon allein der Farben von Haut, Haar und Augen sowie der Lanugobehaarung und der Gesichtsformen fast niemals über die Eineiigkeit oder Zweieiigkeit im Zweifel ist, ja daß man eine Eineiigkeit sogar noch in solchen Fällen mit hinreichender Sicherheit feststellen kann, in denen auf Grund einer paratypischen Mißbildung eine Ähnlichkeit im gewöhnlichen Sinne des Wortes gar nicht besteht (vgl. S. 88ff.). Der Diagnose der Eineiigkeit kommt also zwar keine absolute Sicherheit zu, wohl aber ein hohes Maß von Wahrscheinlichkeit. Das aber genügt praktisch vollkommen für jede Untersuchung, welche sich nicht auf den einzelnen Fall, sondern auf ein größeres Material sorgfältig geprüfter Fälle stützt.

Eine allzu große Ängstlichkeit bezüglich Erkennung der Eineiigkeit ist also wissenschaftlich nicht gerechtfertigt und sollte deshalb kein Hinderungsgrund dafür sein, die Zwillingspathologie zu einem neuen Grundpfeiler der menschlichen Vererbungspathologie auszubauen. Allerdings stellt uns die Zwillingspathologie schon von vornherein vor ein Problem, das auch in den anderen Zweigen menschlicher Erbforschung eine verhängnisvolle Rolle spielt: das ist die Beschaffung des Materials. Eineiige Zwillinge sind selten; aber dennoch scheint es nicht unmöglich, ein größeres Material zusammenzubringen. Ich habe bisher in München mit behördlicher Unterstützung die Adressen von etwa 100 homologen Zwillingen ausfindig gemacht, und konnte von diesen bisher über 50 Paare untersuchen; das ist immerhin eine Zahl, mit der sich für den Anfang arbeiten läßt. Freilich wird die Grenze schließlich einmal erreicht sein, und es wird dann nicht mehr möglich sein, die Zahl weiter wesentlich zu erhöhen, weil der Nachweis natürlich spärlich ist. Darum aber sollte bei der prinzipiellen Bedeutung, welche die Zwillingspathologie für die Erforschung der menschlichen Erbkrankheiten besitzt, in allen größeren Städten, besonders an allen Universitätsorten von einem vererbungsbiologisch interessierten Arzt das vorhandene Material gesammelt und mit Hilfe von Spezialisten durchuntersucht werden. So muß man dazu kommen, für eine größere Reihe von Städten „Zwillings-Archive" zu errichten, wie ich es für München zu tun im Begriffe bin. Wird dieser Aufforderung Folge geleistet, so werden wir bald mit großen Zahlen rechnen können, und die menschliche Vererbungspathologie, das Stiefkind der Medizin, wird neuen Boden unter den Füßen gewinnen. Wichtig wäre es, daß die einmal untersuchten Zwillinge von dem betreffenden Arzte dauernd weiter verfolgt und in gewissen Zeitabständen erneut untersucht werden. Denn gerade aus der Untersuchung älterer Zwillinge und aus der Erforschung ihrer Todesursachen dürften noch wertvolle Aufklärungen über die Bedeutung erblicher und nichterblicher Faktoren zu erhalten sein.

2. Methodik der Zwillingspathologie.

Daß systematische zwillingspathologische Untersuchungen bisher nicht in Angriff genommen wurden, hat seinen Grund wohl nicht nur in der Schwierigkeit, welche man vielfach in der Diagnose der Eineiigkeit sah, sondern vielleicht auch darin, daß noch niemand versucht hat, die Methodik der zwillingspathologischen Forschung, d. h. also die Methodik der Bearbeitung zwillingspathologischer Befunde, im einzelnen durchzudenken und zu beschreiben. Es ergibt aber eine genauere Überlegung, daß bei der Bearbeitung solcher Befunde zahlreiche Irrtümer möglich sind, und daß es daher notwendig ist, auf die Bedeutung der einzelnen möglichen Untersuchungsergebnisse kritisch einzugehen.

Der springende Punkt liegt natürlich immer darin, ob das zu untersuchende pathologische Merkmal bei beiden Zwillingen in übereinstimmender Weise, oder ob es nur bei einem Zwilling vorhanden ist. Verschiedenheit beider Zwillinge in bezug auf irgendein Merkmal rechtfertigt ohne Zweifel den Schluß auf Nichterblichkeit. Dieser Schluß ist aber nicht unbedingt zwingend. Vor allem läßt sich, so hypothetisch das auch sein mag, im einzelnen Fall nicht die Möglichkeit ausschließen, daß bei dem behafteten Zwilling eine neuentstandene Idiovariation vorliegt; es läßt sich ferner einwenden, daß gerade dieses Zwillingspaar vielleicht nicht aus identischen, sondern aus zufällig sehr ähnlichen nicht identischen Individuen besteht. Aber diese Einwände können nur gemacht werden, solange das Material sehr klein ist. Liegen mehrere Beobachtungen eines Merkmals vor, in denen stets ein Zwilling behaftet, der andere (identische) frei ist, so muß die Nichterblichkeit dieses Merkmals, d. h. die überwiegende Bedeutung nichterblicher Faktoren für seine Entstehung als gesichert gelten. So fand ich z. B. unter 45 identischen Zwillingspaaren 9, in denen der eine Zwilling rechtshändig, der andere linkshändig war, und 1 Paar, in dem beide Linkshänder verschiedenen Grades waren; in den 35 übrigen Paaren waren beide Partner rechtshändig. Die Linkshändigkeit war meist ganz ausgesprochen. Ein Kind z. B. ißt stets links, zwei andere zeichnen sogar links. Durch diese Befunde wird meines Erachtens die Annahme einer Erblichkeit der Linkshändigkeit, so große Mühe man auf die Erforschung ihres Erbgangs verwandt hat, zwingend widerlegt. Denn wenn bei so vielen Paaren identischer Zwillinge Linkshändigkeit und Rechtshändigkeit gleichzeitig angetroffen werden, so ist daraus mit Sicherheit zu schließen, daß die Linkshändigkeit Menschen mit identischen Erbanlagen bald befällt, bald freiläßt, daß also für ihre Entstehung Faktoren den Ausschlag geben müssen, die wo anders zu suchen sind als in der Erbmasse. Freilich wäre es trotzdem möglich, daß die Neigung, auf die uns unbekannten parakinetischen Faktoren mit Entstehung von Linkshändigkeit zu reagieren, bei Menschen mit verschiedenen Erbanlagen, z. B. auch bei verschiedenen Menschenrassen verschieden groß ist; aber das ist eine andere, viel weitergehende Frage, auf die ich später noch zurückkommen werde, da auch sie sich in manchen Fällen mit Hilfe der Zwillingspathologie noch lösen läßt. Selbst dann jedoch, wenn sich Unterschiede in der idiotypischen Disposition nachweisen ließen, würden die oben mitgeteilten Befunde beweisen, daß die entscheidende Ursache der Linkshändigkeit in Faktoren liegt, die mit Erblichkeit nichts zu tun haben; und der Schluß, daß die Linkshändigkeit ein paratypisches (nichterbliches) Merkmal ist, würde folglich durch den Nachweis derartiger, praktisch zurücktretender Dispositionsunterschiede gar nicht berührt.

Sind identische Zwillinge in einem Merkmal verschieden, so muß also schon aus einer einzelnen derartigen Beobachtung der Schluß gezogen werden, daß Umweltfaktoren zum mindesten eine große Rolle bei der Entstehung des betreffenden Leidens spielen; schon bei einer einzelnen derartigen Beobachtung muß folglich ein Wahrscheinlichkeitsbeweis für die nichterbliche Natur des betreffenden Merkmals als erbracht gelten. Mit einer zunehmenden Zahl analoger Beobachtungen an anderen Zwillingspaaren wird aber diese Wahrscheinlichkeit rasch zur Sicherheit.

Stimmen dagegen identische Zwillinge in bezug auf ein Merkmal überein, so sind die daraus sich ergebenden Schlußfolgerungen weniger unmittelbar. Gestattet die Verschiedenheit fast ohne weiteres den Schluß auf Nichterblichkeit, so kann doch umgekehrt Gleichheit nicht Erblichkeit beweisen. Unter den nichterblichen Leiden sind es vor allem die akuten Infektionskrankheiten, von denen Zwillinge meist gemeinsam befallen werden. So habe ich begreiflicherweise in meinem Material keinen Fall gefunden, in dem die Masern nur einen Zwilling befallen, den anderen frei gelassen hätten. Dagegen kommt es natürlich vor, daß der eine Zwilling eine Nachkrankheit bekommt, der andere nicht. Ich habe Zwillinge beobachtet, von denen der eine nach Masern eine Mittelohreiterung bekam, und einen anderen Fall, in dem sich bei dem einen Zwilling nach der gemeinsam durchgemachten Diphtherie eine Augenmuskellähmung einstellte. Bei so stark kontagiösen Leiden wie Masern und Diphtherie scheint uns das Auftreten bei Zwillingen selbstverständlich. Aber auch bei anscheinend so wenig kontagiösen Infektionskrankheiten wie die Verrucae beobachtete ich noch eine gewisse Häufung bei Zwillingen. Unter 9 homologen Zwillingspaaren waren nämlich 3mal beide Zwillinge befallen, 6mal war der zweite Zwilling frei.

Eine ähnliche Fehlerquelle wie durch Kontagiosität nichterblicher Leiden könnte vielleicht gelegentlich auch dadurch entstehen, daß beide Zwillinge einer gleichen Paraphorie (Nachwirkung einer Paravariation) unterliegen. Doch ist wohl kaum anzunehmen, daß die Paraphorie bei höher organisierten Lebewesen wie beim Menschen praktisch stärker ins Gewicht fällt.

Läßt sich bei einem Leiden auf Grund der allgemeinen Kenntnis, die wir von seiner Pathologie besitzen, Infektiosität ausschließen, so legt sein Zusammenvorkommen bei identischen Zwillingen die Annahme seiner erblichen Bedingtheit sehr nahe. Die Sicherheit dieser Annahme ist allerdings abhängig von der allgemeinen Häufigkeit des betreffenden Leidens, der sie umgekehrt proportional ist. Wird ein allgemein seltenes Leiden bei ein, zwei oder drei eineiigen Zwillingspaaren gemeinsam angetroffen, so ist also — wenn man Infektiosität ausschließen kann — der Beweis der Erblichkeit mit einer an Sicherheit grenzenden Wahrscheinlichkeit bereits erbracht. Bei allgemein häufigen Merkmalen wird man jedoch an die Beweisführung noch besondere Anforderungen stellen müssen. Auch hier aber kann man zu genügend sicheren Schlußfolgerungen gelangen 1. durch Sammlung eines größeren Materials, 2. durch Kontrolluntersuchungen an nichthomologen Zwillingspaaren.

Eine besondere Schwierigkeit bietet die Beurteilung solcher Merkmale, die durch Außenfaktoren stark beeinflußt, womöglich an ihrer Manifestation gehindert werden können, die also eine große „Paravariabilität“ besitzen. Wie groß die Variabilität durch Außenfaktoren sein kann, zeigt uns in eindrucksvoller Weise die Akardie. Herzlose Mißgeburten sind nämlich gerade bei eineiigen Zwillingen relativ häufig; ihre Entstehung bei erhaltener Zirkulation ist überhaupt nur bei eineiigen Zwillingen möglich. Stets aber ist nur der eine Zwilling akardisch; bei dem anderen pflegt das Herz im Gegenteil besonders kräftig entwickelt zu sein (Mikrokardier und Makrokardier). Der Akardier zeigt nicht selten gleichzeitig andere Mißbildungen (Acephalie, Amelie), ja, wir finden unter den Akardiaci die hochgradigsten Mißbildungen, die es überhaupt gibt (Schwalbe). Der Akardier kann von seinem identischen Zwillingsbruder in seiner Entwicklung so beeinträchtigt werden, daß beide Zwillinge ganz verschiedene Größe und verschiedene Zeichen der Reife haben, daß sie also verschiedenen Stadien der Schwangerschaft anzugehören scheinen. Ja, der Akardier kann so vollständig verdrängt werden, daß aus ihm ein Foetus papyraceus s. compressus wird. So ist es möglich, daß ein Individuum durch die Gunst äußerer Verhältnisse über ein anderes, das ihm bezüglich der Erbwerte völlig ebenbürtig war, schon in utero ein Übergewicht gewinnt, das die völlige Vernichtung des erblich identischen Geschwisters zur Folge hat.

Außenfaktoren können also bei erbgleichen Individuen die weitgehendsten Verschiedenheiten hervorrufen und dadurch die Beurteilung zwillingspathologischer Befunde erschweren. Denken wir uns z. B. eine dominante Erbanlage, die allgemein sehr selten ist, die aber nur bei einem Teil der heterozygot Behafteten zur Manifestation kommt, deren Dominanz also sehr unregelmäßig ist, so müssen daraus Verhältnisse resultieren, die auf den ersten Blick völlig paradox aussehen. So beobachtete z. B. KÖHLER (nach liebenswürdiger mündlicher Mitteilung) einen Fall, in dem von zwei offenbar eineiigen Zwillingen der eine mit symmetrischer Hexadaktylie an den Händen geboren wurde, während der andere frei davon war. Es wäre ja nun durchaus nicht unmöglich, daß eine symmetrische Hexadaktylie auf Grund irgendwelcher, uns unbekannter, nicht idiotypischer Entwicklungsstörungen zustande kommt; wir hätten dann also eine paratypische Hexadaktylie neben den bekannten idiotypischen Formen. Die betreffenden Zwillinge haben aber drei entfernte Seitenverwandte, die gleichfalls mit symmetrischer Hexadaktylie behaftet sind. Man muß also hier doch annehmen, daß in der Familie der Zwillinge eine pathologische Erbanlage existiert, die in der übrigen Bevölkerung nicht vorhanden ist. Dann wäre die Hexadaktylie hier also „idiotypisch bedingt". Macht man die weitere Annahme, daß zur Manifestierung dieser seltenen Erbanlage ganz besondere parakinetische Faktoren (in utero) nötig sind, so wäre alles ausreichend erklärt. Die Behafteten wären heterozygot in bezug auf die Hexadaktylieanlage, die bei ihnen dominante Anlage käme aber bei der Mehrzahl der anderen Heterozygoten (z. B. auch bei dem idiotypisch behafteten Elter) nicht zur Manifestation. Wir hätten hier folglich einen Fall, in dem sowohl erbliche als nichterbliche Faktoren eine ausschlaggebende Rolle bei der Entstehung des Merkmals spielen würden.

Auf alle Fälle ist durch das Freisein des einen Zwillings sichergestellt, daß die Paravariabilität der betreffenden Erbanlage eine außerordentlich große ist (vorausgesetzt, daß man nicht die anderen Erklärungsmöglichkeiten: ungleiche Zellteilung, Idiokinese, Irrtum in der Diagnose der Eineiigkeit heranziehen will). Es hat deshalb nichts Befremdendes, wenn man annimmt, die Dominanz sei in dem KÖHLERschen Fall so unregelmäßig, daß nur eine Minderzahl der heterozygot Behafteten auch phänotypisch behaftet ist. Daher scheint mir unregelmäßige Dominanz hier die naheliegendste Erklärung. Möglich wäre aber natürlich auch das Vorliegen eines rezessiven Faktors. Dann wären alle Behafteten homozygot behaftet, und zur Manifestierung der homozygoten Krankheitsanlage wären besondere Außenfaktoren notwendig, die bei dem einen Zwilling gefehlt haben. Ich möchte hier aber Rezessivität doch nicht annehmen. Denn es ist wenig wahrscheinlich, daß Mitglieder einer Familie, die teils in Europa, teils in Amerika lebt, innerhalb weniger Generationen dreimal die Ehe mit nichtverwandten Personen eingegangen sind, welche die überaus seltene „rezessive" Hexadaktylieanlage besitzen. Dagegen sind Manifestationsschwankungen bei dominanten Erbanlagen in der menschlichen Pathologie eine ganz alltägliche Erscheinung. (Vgl. den „Nachtrag" am Schluß des Buches.)

Übrigens scheint es, daß auch bei geschlechtsgebundenen Erbanlagen die Manifestation von Außenfaktoren abhängig sein kann; jedenfalls läßt das ein Fall NETTLESHIPS vermuten, in dem von eineiigen Zwillingen der eine rotgrünblind war, während der andere normalen Farbensinn gehabt haben soll. Auch hier kommen freilich noch die anderen, schon erwähnten Erklärungsmöglichkeiten in Betracht; außerdem muß man nach Ansicht von C. v. HESS damit rechnen, daß die Diagnose der Rotgrünblindheit bzw. ihres Fehlens auf einem Irrtum beruhte, da die Methoden zur Messung des Farbensinns zu der Zeit der NETTLESHIPschen Veröffentlichung noch ziemlich unvollkommen waren. Immerhin sind die Untersuchungen NETTLESHIPS so sorgfältig angestellt, daß man an dem Vorhandensein eines wesentlichen Unterschiedes im Farbensinn der beiden Zwillinge nicht gut zweifeln kann.

Im Falle NETTLESHIPS handelte es sich um zwei Mädchen, die sich sprechend ähnlich sahen, und die auch nach Aussage des Geburtshelfers und der Hebamme eineiig gewesen sein sollen. Die Autoren, die den Fall bisher erwähnt haben, scheinen ihn für einen Beweis dafür gehalten zu haben, daß Verschiedenheit der Erbanlagen bei eineiigen Zwillingen vorkommt. Auch hier aber bleibt die kardinale Frage bestehen: Beruht die Verschiedenheit des Befundes darauf, daß der normalsichtige Zwilling die Farbenblindheitsanlage nicht hat, oder kommt sie bei ihm nur nicht zur Manifestation? Da die Farbenblindheitsanlage sich rezessiv(-geschlechtsgebunden) verhält, so kann man sich vorstellen, daß bei den Behafteten einfach die Erbanlage, die normales Farbensehen ermöglicht, fehlt, und man kann sich fragen, ob es möglich ist, daß ein Zwilling, dem die Anlage zu normalem Farbensehen fehlt, trotzdem einen normalen Farbensinn erreichen kann. Diese Möglichkeit läßt sich aber, so große Schwierigkeiten sie der Vorstellung macht, nicht prinzipiell bestreiten; kennen wir doch aus der experimentellen Vererbungslehre sichere Fälle, in denen das Manifestwerden rezessiver Faktoren durch Außeneinflüsse gehindert werden kann!

Über Manifestationsunregelmäßigkeiten bei rezessiven und rezessiv-geschlechtsgebundenen Krankheiten wissen wir allerdings gar nichts Sicheres. Es liegt aber in der Natur der Sache, daß solche Manifestationsschwankungen, wenn sie vorhanden sind, sich nur außerordentlich schwer nachweisen lassen würden, und sicher ungleich schwerer als bei den dominanten Leiden. Gerade NETTLESHIPS Fall legt aber den Gedanken an die Existenz solcher Manifestationsschwankungen nahe. Da der behaftete Zwilling weiblichen Geschlechts ist, muß sein Vater gleichfalls behaftet, seine Mutter ein Konduktor sein (Abb. 1). Die Söhne eines Konduktorweibes sind aber zur Hälfte als behaftet zu erwarten. Es ist deshalb schon auffällig, daß die vier Brüder der Zwillinge normalen Farbensinn haben. Noch auffälliger aber ist ein anderer Punkt. Die

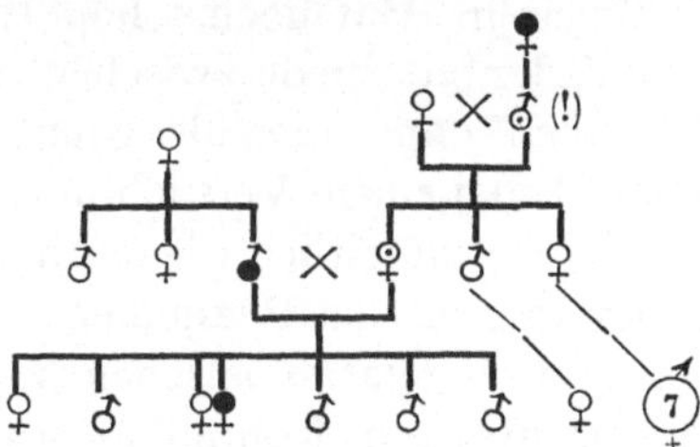

Abb. 1. Farbenblindheit nach NETTLESHIP (Ausschnitt).

Konduktor-Mutter kann ihre krankhafte Erbanlage von ihrem Vater oder von ihrer Mutter haben. In der Familie ihrer Mutter war aber von Farbenblindheit gar nichts bekannt. Dagegen soll die Mutter ihres Vaters farbenblind gewesen sein (Abb. 1). Wenn diese Angabe richtig ist, wäre zum erstenmal bewiesen, daß die Manifestierung der Krankheitsanlage bei rezessiv-geschlechtsgebundenen Anlagen auch beim Manne ausbleiben kann. Denn der Sohn einer farbenblinden Mutter muß ja die krankhafte Erbanlage besitzen, da die Mutter homozygot krank ist. Was aber bei dem Großvater der Zwillinge möglich ist, sollte doch auch zwei Generationen später bei den Zwillingen selber möglich sein. Der Stammbaum NETTLESHIPS läßt also den Verdacht als begründet erscheinen, daß es sich bei dem Unterschied in der Farbentüchtigkeit der beiden Zwillinge lediglich um eine Störung der Manifestation bei dem einen Zwilling, und nicht um eine Verschiedenheit der Erbanlagen handelt. (Vgl. S. 56.)

Däß bei einem eineiigen Zwilling die Manifestation gelegentlich auch dort ausbleibt, wo es sich eigentlich um ein erblich bedingtes Merkmal handelt, kann uns nicht so sehr wundernehmen. Kennen wir doch Krankheiten genug, die sich mit großer Regelmäßigkeit durch viele Generationen vererben, und dann plötzlich einmal eine Generation überspringen (vgl. z. B. Abb. 40 meiner „Einführung in die Vererbungspathologie"). In anderen Fällen beobachten wir Leiden, die zahlreiche Mitglieder einer Familie doppelseitig befallen, bis plötzlich einmal bei einem Behafteten die eine Körperhälfte frei bleibt (Myopie, Star). Was aber bei den Hälften des gleichen Körpers vorkommen kann, sollte bei den „Hälften" eines identischen Zwillingspaares auch nicht unmöglich sein. Gerade von der Hexadaktylie kennen wir eine Familie, in der sieben Familienmitglieder symmetrisch an Händen und Füßen behaftet sind, während bei einem achten der eine Fuß, bei dem neunten ein Fuß und eine Hand normal sind (BALLOWITZ). Eine gelegentliche Differenz bei eineiigen Zwillingen bezüglich eines als erblich bekannten Merkmals braucht also noch kein Beweis dafür zu sein, daß diese Zwillinge Verschiedenheiten in den Erbanlagen aufweisen. Hat doch schon JOHANNSEN die Erfahrung gemacht, daß Unterschiede zwischen den einzelnen Versuchspflanzen sich auch dann niemals ganz vermeiden lassen, wenn man sich bemüht, bei einem Versuch mit idiotypisch reinem Material die Lebenslage so einheitlich wie nur möglich zu gestalten.

Aus alledem sehen wir, daß das Phänomen der „Manifestationsschwankung" wie bei familienpathologischen, so auch bei zwillingspathologischen Beobachtungen Komplikationen schaffen kann, über deren Umfang wir uns erst dann ein Urteil werden bilden können, wenn wir größere Erfahrungen auf dem Gebiete der Zwillingspathologie gesammelt haben werden. Besitzen Merkmale, die auf besonderen seltenen Erbanlagen beruhen, eine große Paravariabilität, so werden sie identische Zwillinge bald gemeinsam befallen, bald nur bei einem Zwilling auftreten. Die Entscheidung über ihre erbliche Bedingtheit wird aber bei einem Teil von ihnen trotzdem möglich sein, wenn sich das Material genügend vermehren läßt. Bei einem anderen Teil wird freilich auch dann die Frage unentscheidbar bleiben, einerseits deshalb, weil das phänotypisch gleiche Merkmal ja bald erblich bedingt, bald nichterblicher Natur sein kann, andererseits einfach infolge des Umstandes, daß es Merkmale gibt, bei denen sich die Frage nach der erblichen Bedingtheit überhaupt nicht mit „Ja" oder „Nein" beantworten läßt. Das sind diejenigen Merkmale, bei deren Entstehung erbliche und nichterbliche Faktoren in etwa gleichem Ausmaß beteiligt sind. Daß einzelne Leiden sich so verhalten, kann aber gerade auf dem Wege der zwillingspathologischen Forschung festgestellt werden. Die „*Relativität des Erblichkeitsbegriffs*", soweit er auf phänotypische Erscheinungen Anwendung findet, wird sich daher gerade an zwillingspathologischen Befunden eindrucksvoll demonstrieren lassen.

Bei allen Merkmalen aber, bei deren Entstehung der Einfluß der Erbanlagen oder der der Umwelt wesentlich überwiegt, kann man hoffen, doch noch zu bestimmten Resultaten zu kommen, wenn man *Kontrollen an zweieiigen Zwillingen* heranzieht. Solche Kontrollen können uns sogar in den Stand setzen, auch über den Vererbungs*modus* der betreffenden Leiden ein Urteil zu gewinnen.

Ist ein Leiden regelmäßig dominant, so sind von identischen Zwillingen entweder beide behaftet oder beide frei, und zwar findet man in den Geschwisterschaften, die von einem behafteten Elter abstammen (bei allen selteneren Leiden bei weitem der häufigste Fall!), ebensoviel freie wie behaftete Zwillingspaare. In den entsprechenden Geschwisterschaften finden wir aber unter nicht identischen Zwillingen dasjenige Verhältnis, welches für Zweikinderehen zu erwarten ist, also $^1/_4$ ⊖⊖, $^1/_2$ +⊖, $^1/_4$ ++. Berücksichtigen wir nur diejenigen Zwillingspaare, welche das Merkmal darbieten, so erhalten wir hier also 1 ++ : 2 +⊖ Paare, während bei identischen Zwillingen das Verhältnis 1 ++ : 0 +⊖ Paare war. Da bei seltenen Leiden fast in jedem Fall, in dem ein Kind behaftet ist, die Kreuzung DR × RR (Kk × kk) vorliegt, so können wir mit diesen Zahlen rechnen, auch ohne daß wir die Eltern kennen.

Dieses Verhältnis der ++- zu den +⊖-Paaren wechselt aber je nach dem *Vererbungsmodus* und je nach dem Grade der *Paravariabilität* des betreffenden Merkmals. Sehen wir vorerst von Manifestationsschwankungen ab, so finden wir für die häufigsten Vererbungsmodi folgende Verhältnisse:

Dominante Vererbung (DR × RR bzw. Kk × kk).

Eineiige Paare	Zweieiige Paare
$^1/_2$ ⊖⊖ $^1/_2$ ++	$^1/_4$ ⊖⊖ $^1/_2$ +⊖ $^1/_4$ ++
also: 1 ++ : —	1 ++ : 2 +⊖

Rezessive Vererbung (DR × DR bzw. Gg × Gg).

Eineiige Paare	Zweieiige Paare
3/4 ⊖⊖ 1/4 ++ also: 1 ++ : —	9/16 ⊖⊖ 6/16 +⊖ 1/16 ++ 1 ++ : 6 +⊖

Rezessiv-geschlechtsgebundene Vererbung (W,W × Ww).

Eineiige Paare	Zweieiige Paare
3/4 ⊖⊖ 1/4 ++ also: 1 ++ : —	8 ♂♀ = 4 +⊖, 4 ⊖⊖ 4 ♂♂ = 1 ++, 2+⊖, 1 ⊖⊖ 4 ♀♀ = — 1 ++ : 6 +⊖ (nur ♂♂ befallen).

Dominant-geschlechtsbegrenzte Vererbung (DR × RR bzw. Kk × kk).

Eineiige Paare	Zweieiige Paare
3/4 ⊖⊖ 1/4 ++ also: 1 ++ : —	8 ♂♀ = 4 +⊖, 4 ⊖⊖ 4 ♂♂ = 1 ++, 2 +⊖, 1 ⊖⊖ oder — 4 ♀♀ = — oder 1 ++, 2 +⊖, 1 ⊖⊖ 1 ++ : 6 +⊖ (nur ♂♂ oder nur ♀♀ befallen).

Diese Verhältniszahlen gelten nur für den Fall, daß die Manifestation der betreffenden Erbanlage regelmäßig ist. Besteht starke Paravariabilität, so sind aber ganz analoge Berechnungen möglich, nur müssen wir zuerst das Ausmaß der Paravariabilität bestimmen; dieses ergibt sich jedoch (unter der Voraussetzung gleicher Ätiologie für alle Fälle) aus der Beobachtung der Unterschiede zwischen den eineiigen Zwillingen ohne weiteres.

Nehmen wir z. B. an, daß ein seltenes, auf einer dominanten Erbanlage beruhendes Merkmal nur bei 50% der idiotypisch Behafteten manifest wird, so werden wir das Merkmal bei identischen Zwillingen, die von einem behafteten Elter abstammen, in folgender Weise verteilt finden:

idiotypisch behaftet: 1/2 ⊖⊖ 1/2 ++
phänotypisch behaftet: 4/8 ⊖⊖ 1/8 ⊖⊖ 2/8 +⊖ 1/8 ++
also: 1 ++ : 2 +⊖.

Bei zweieiigen Zwillingen muß aber dieses Verhältnis wiederum sehr viel größer sein. Bei ihnen wäre unter den besagten Voraussetzungen die Verteilung der Erbanlage und des Merkmals folgende:

idiotypisch behaftet: 1/4 ⊖⊖ 1/2 +⊖ 1/4 ++
phänotypisch behaftet: 4/16 ⊖⊖ 4/16 ⊖⊖ 4/16 +⊖ 1/16 ⊖⊖ 2/16 +⊖ 1/16 ++
also: 1 ++ : 6 +⊖.

In dieser Weise läßt sich für alle theoretisch möglichen Vererbungsmodi unter Berücksichtigung der jeweils an dem Verhalten der eineiigen Zwillinge festgestellten Paravariabilität berechnen, wie das Verhältnis der ++-Zwillinge zu den +0-Zwillingen bei identischen und bei nichtidentischen Paaren ausfallen muß. So bietet die Zwillingspathologie eine Möglichkeit, *auch die Vererbungsmodi der untersuchten Merkmale zu beurteilen* und die auf familienpathologischem Wege gefundenen Ergebnisse auch nach dieser Richtung hin zu kontrollieren und zu ergänzen.

Derartige Berechnungen sind freilich nur dort möglich, wo schon ein genügend großes Material gesammelt werden konnte. Wo das nicht der Fall ist, werden wir zur Feststellung des Vererbungsmodus zweckmäßig einen anderen Weg wählen: die *Kombination der Zwillingspathologie mit der Familienpathologie*. Wir werden also die Verwandten der Zwillinge, besonders ihre Geschwister und Eltern, untersuchen. So fand ich z. B. in einer gemeinsam mit Hunold vorgenommenen Untersuchungsreihe bei einem eineiigen Zwillingspaar symmetrische Foramina an der Grenze des harten und weichen Gaumens nahe der Mittellinie. Bei der Seltenheit dieses Befundes war erbliche Bedingtheit zu vermuten. Die Untersuchung der Familie erbrachte für diese Vermutung nicht nur die erwünschte Sicherheit, sondern zeigte auch ohne weiteres, daß es sich anscheinend um eine dominante Erbanlage handelte (Abb. 2).

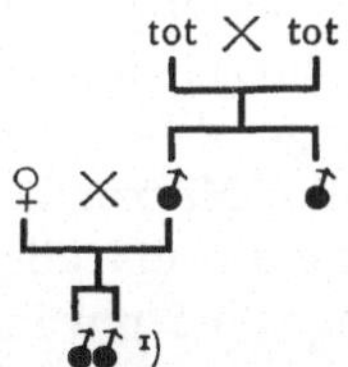

Abb. 2. Symmetrische Foramina palatina.

Auch ohne familienpathologische Untersuchung läßt sich aber, wie gezeigt, bei größerem Material ein Urteil über den Vererbungsmodus gewinnen. Die Beurteilung basiert dabei auf dem Vergleich der Befunde bei identischen mit denen bei nichtidentischen Zwillingen.

1) Der eine Zwilling ist nicht vollständig symmetrisch befallen, die Anomalie ist bei ihm rechts lange nicht so deutlich wie links.

Das Grundprinzip dieses Vergleiches beruht auf der Tatsache, daß jedes erbliche Merkmal, wie auch immer sein Erblichkeitsmodus sei, bei identischen Zwillingen häufiger gemeinsam angetroffen werden muß, als bei nichtidentischen. Die Zahlenverhältnisse wechseln mit dem Modus der Vererbung und mit der Größe der Paravariabilität. Das Prinzip aber bleibt das gleiche; und wenn man will, kann man aus ihm (in Analogie zu der „entwicklungsgeschichtlichen Vererbungsregel“ HAECKERS) geradezu eine zwillingspathologische Vererbungsregel ableiten, die etwa in folgender Weise zu formulieren wäre: Jedes erbliche Leiden wird bei identischen Zwillingen häufiger gemeinsam angetroffen als bei nichtidentischen, und bei diesen wieder häufiger gemeinsam als bei Nichtgeschwistern. In der Ätiologie von Merkmalen, für welche diese Regel nicht zutrifft, spielen die Erbanlagen keine praktisch in Betracht kommende Rolle.

Die Berechtigung der zwillingspathologischen Vererbungsregel läßt sich leicht einsehen. Die beiden Partner eines homologen Zwillingspaares pflegen ja unter besonders übereinstimmenden Außenverhältnissen aufzuwachsen, so daß die Übereinstimmung eineiiger Zwillinge bezüglich eines Merkmals leicht als Auswirkung dieser identischen Umwelt aufgefaßt werden kann. Die Umwelt, in welcher zweieiige Zwillinge aufwachsen, pflegt aber in etwa gleichem Ausmaß übereinzustimmen[1]). Wir können also bezüglich umweltbedingter Merkmale bei zweieiigen Zwillingen etwa das gleiche Maß von Übereinstimmung erwarten wie bei eineiigen (Masern!). Merkmale aber, die erblich sind, müssen naturgemäß bei zweieiigen Zwillingen häufiger differieren. Nehmen wir denjenigen Fall an, welcher die größte Merkmalshäufung garantiert (regelmäßige Dominanz), so könnte ein allgemein wenig verbreitetes Merkmal zweieiige Zwillinge doch nur in 50% der Fälle gemeinsam befallen. Es gelingt so, die erbliche Natur von Leiden, welche bei identischen Zwillingen der Regel nach gemeinsam angetroffen werden, dadurch sicherzustellen, daß man bei nichtidentischen Zwillingspaaren in einem größeren Bruchteil der Fälle

[1]) Nach WEINBERG sind „bei den zweieiigen Zwillingen in annähernd demselben Maße wie bei sämtlichen Zwillingen die Schicksale beider Kinder im ersten Jahre eng miteinander verknüpft“. Allerdings kann man schließlich auch eine besondere Umweltgleichheit bei Eineiigen ante partum vermuten; das wäre aber noch ganz hypothetisch.

das eine Kind frei findet. Die Erblichkeit wird hier also paradoxerweise nicht durch die Häufung eines Merkmals, sondern gerade durch das Fehlen einer solchen Häufung in einer bestimmten Gruppe verwandter Individuen nachgewiesen.

Bei erblichen Merkmalen muß aber nicht nur die Ähnlichkeit zwischen identischen Zwillingen größer sein als die zwischen nichtidentischen; es muß diese letztere (und folglich ganz allgemein die Ähnlichkeit zwischen Geschwistern) immer noch größer sein als die zwischen (gleichaltrigen) Nichtgeschwistern. Der Unterschied in der Ähnlichkeit zwischen Geschwistern (oder zweieiigen Zwillingen) und Nichtgeschwistern ist aber nicht in ähnlich zuverlässiger Weise für die Erblichkeitsdiagnose zu verwerten wie der zwischen eineiigen und zweieiigen Zwillingen, weil Geschwister häufiger unter gleichen Umweltsbedingungen leben als Nichtgeschwister, und weil folglich die größere Ähnlichkeit der Geschwister gegenüber der Ähnlichkeit der Nichtgeschwister zu einem Teil auch durch die ähnlichere Umwelt bedingt ist. Die geringere Übereinstimmung der Nichtgeschwister in bezug auf ein Merkmal kann also ebensogut eine Folge ihrer größeren Erbverschiedenheit wie eine Folge der größeren Verschiedenheit ihrer Aufwuchsbedingungen sein. Dagegen spricht das Fehlen eines Unterschiedes zwischen der Ähnlichkeit der Geschwister und der der Nichtgeschwister stets gegen das Vorliegen eines erblichen Merkmals; denn bezüglich der Erbanlagen müssen sich Geschwister (im Durchschnitt) naturgemäß ähnlicher sein als Nichtgeschwister.

Auf Grund der Ähnlichkeitsbeziehungen zwischen identischen und nichtidentischen Zwillingen können wir aber mit der Zwillingspathologie auch noch eine weitere Frage angehen, die durch rassen- und familienpathologische Untersuchungen überhaupt nicht studiert werden kann, und an die daher bis jetzt noch kein Autor herangetreten ist: nämlich die Frage nach der erblichen Disposition nichterblicher Merkmale.

Bei den Naevi z. B., deren Nichterblichkeit sich durch die Zwillingsmethode hat erweisen lassen, wäre es denkbar, daß die Leichtigkeit, mit der sie auf die uns unbekannten äußeren Ursachen entstehen, bei erblich verschiedenen Menschen auch verschieden ist. Ja, es ist a priori anzunehmen, daß solche Verschiedenheiten bestehen, da die Erbverschiedenheit der Menschen doch außerordentlich groß, und es daher von vornherein wahrscheinlich ist, daß sie sich auch auf die Leichtigkeit erstreckt, mit der naevusbildende Ursachen zur Reaktion führen. Eine gewisse „erbliche Grundlage" müssen die Naevi, wie alle phänotypischen Merkmale, eben theoretisch auch dann haben, wenn sie paratypische, d. h. in entscheidender Weise durch nichterbliche Ursachen bedingte Bildungen sind. Das Ausmaß dieser „erblichen Grundlage" kann man nun aber durch statistische bzw. korrelationsstatistische Methoden näherungsweise bestimmen, wenn man die Ähnlichkeit der identischen Zwillinge mit der der nichtidentischen vergleicht. Nimmt man z. B. als Ausgangspunkt die Gesamtzahl der Naevi, welche ein Individuum besitzt, so kann man die Ähnlichkeit in bezug auf die Naevuszahlen bei eineiigen und zweieiigen Zwillingen dadurch berechnen, daß man das durchschnittliche Verhältnis, welches zwischen der Naevuszahl des naevusreicheren und der des naevusärmeren Zwillings besteht, genau bestimmt. Noch exakter ist die Berechnung der Korrelation der Naevuszahlen mit Hilfe des BRAVAIS-PEARSONschen Korrelationskoeffizienten, dessen Anwendung aus den variationsstatistischen Lehrbüchern (besonders JOHANNSEN) oder auch aus meiner Naevusarbeit (Arch. f. Dermatol. u. Syphilis 1924) zu ersehen ist.

Ist die Zahl der Naevi, welche ein Individuum besitzt, vollständig unabhängig von den Erbanlagen, so müßte man erwarten, daß die Korrelation der Naevuszahlen bei eineiigen Zwillingen nicht wesentlich größer ist als bei zweieiigen, denn es läßt sich nicht einsehen, inwiefern die Umweltfaktoren bei zweieiigen Zwillingen wesentlich stärker differieren sollten als bei eineiigen. Ist aber die Naevuszahl von den Erbanlagen abhängig, so versteht sich von selbst, daß in entsprechendem Grade die Korrelation der Naevuszahlen bei zweieiigen Zwillingen geringer sein muß als bei eineiigen, da ja die zweieiigen auf alle Fälle größere durchschnittliche Verschiedenheiten in den Erbanlagen aufweisen. Bei meinen Untersuchungen hat sich nun herausgestellt, daß die Korrelation der Naevuszahlen bei den eineiigen Zwillingen doppelt so groß ist als bei den zweieiigen (0,4 gegenüber 0,2). Bei den letzteren ist aber die Korrelation der Naevuszahlen immer noch doppelt so groß als bei (gleichaltrigen) Nichtgeschwistern (0,1). Diese Befunde liefern daher (vorausgesetzt, daß mein Material repräsentativ ist) den exakten zahlenmäßigen Beweis dafür, daß die Zahl der Muttermäler, welche ein Individuum besitzt, in bestimmtem Ausmaß abhängig ist von seinen Erbanlagen. In dieser Weise läßt sich durch die zwillingspathologische Forschung selbst bei Anomalien, die so weitgehend unabhängig sind von den Erbanlagen, daß man sie als paratypisch (nichterblich) bezeichnen darf, noch eine gewisse erbliche Disposition nachweisen und in ihrem ungefähren Ausmaß bestimmen.

Erfreute sich bisher die Korrelationsstatistik in der Vererbungspathologie nur eines sehr geringen Ansehens, da ja die Korrelation von Verwandten (z. B. Eltern und Kindern) nur zu einem Teil auf Erblichkeit, zu einem anderen, kaum abschätzbaren Teil auf anderen Faktoren (gleiche Umwelt, gleiche Ausleseverhältnisse, eventuell gleiche Idiokinese) beruht, so scheint es nunmehr, daß der Korrelationsberechnung ein neues Anwendungsgebiet erschlossen ist, auf dem sie eine unmittelbare Bedeutung für die Erblichkeitsforschung erlangen kann. Denn alle Faktoren, welche die erbbiologische Beurteilung bei dem Vergleich der verschiedenen Familienmitglieder stören, fallen weg oder treten zum mindesten ganz in den Hintergrund, wenn wir die Korrelationsberechnung auf idiotypisch einheitliches Material, also auf eineiige Zwillinge, anwenden. So darf man wohl hoffen, daß es auf diesem Wege allmählich gelingen wird, die Paravariabilität der erblichen Krankheiten genauer kennen zu lernen, ja vielleicht geradezu zu messen. Aber auch bei Leiden, die bei eineiigen Zwillingen eine vollkommene Korrelation zeigen, ist die Anwendung korrelationsstatistischer Methoden noch angezeigt. Läßt sich doch auch in solchen Fällen die Erblichkeit der betreffenden Leiden oder der Disposition dazu sicherstellen, wenn man das Fehlen einer entsprechenden Korrelation bei den zweieiigen Kontrollfällen und bei gleichaltrigen Nichtgeschwistern nachweist. So scheint es möglich, daß die Korrelationsrechnung als Bestandteil der Zwillingspathologie noch einmal eine größere Bedeutung für die Vererbungspathologie des Menschen erlangt.

3. Allgemeine Ergebnisse der Zwillingspathologie.

Mit Hilfe der zwillingspathologischen Methode war es bereits möglich, einige Fragen zu lösen, deren Lösung mit anderen Methoden trotz eifrigsten Bemühens nicht gelungen ist. Ließ sich doch für eine Anzahl Anomalien, deren Erblichkeit so gut wie allgemein anerkannt und schon in ihren Einzelheiten festgelegt schien, überraschenderweise der Nachweis nichterblicher Bedingtheit erbringen.

Das gilt vor allem für die Linkshändigkeit und für die Muttermäler. Unter 10 eineiigen Zwillingspaaren mit Linkshändigkeit wurde nur einmal die Linkshändigkeit bei beiden Zwillingen angetroffen; unter 45 eineiigen Zwillingspaaren mit 1783 glatten pigmentierten, erhabenen pigmentierten und erhabenen unpigmentierten Naevi wurde bezüglich Zahl, Lokalisation und spezieller Form der Mäler in keinem einzigen Falle eine Übereinstimmung bei beiden Zwillingen gefunden. Wer die umfangreichen und mühevollen Arbeiten kennt, welche die Erblichkeit der Linkshändigkeit (Stier, Heilig, Steiner) und die der Muttermäler (Meirowsky, Leven) erforscht haben, wird sich des Eindrucks nicht erwehren können, daß die Zwillingspathologie, wenn ihre Ergebnisse der Kritik standhalten, hier geradezu revolutionierend wirken muß. Jene ganze Literatur, welche durch das Erblichkeitsproblem bei der Linkshändigkeit und bei den Muttermälern heraufbeschworen wurde, welche sich vielfach schon bis in die Einzelfragen des Vererbungsmodus vertiefte, beruht also auf Irrtümern und auf statistischen Täuschungen! Hat Johannsen auf dem Naturforschertag in Leipzig gesagt, daß es das Hauptverdienst der modernen Vererbungslehre sei, mit alten eingewurzelten Irrlehren tabula rasa gemacht zu haben, so zeigt sich also, daß dieses Verdienst, bezüglich der Erbforschung beim Menschen, ganz besonders die Zwillingspathologie für sich in Anspruch nehmen darf.

Durch die Feststellung der Nichterblichkeit wurde bei der Linkshändigkeit und bei den Muttermälern ein ätiologisches Problem entschieden, für dessen Klärung bisher jede brauchbare Handhabe gefehlt hat. Aber durch die Lösung der einen Frage wirft sich gleichzeitig eine andere auf: die Frage nach der Natur und Wirkungsweise der Umweltfaktoren, welche die Linkshändigkeit bzw. die Naevi in erster Linie bedingen. Eine Möglichkeit, diesen parakinetischen Faktoren näherzukommen, kennen wir vorläufig nicht. Etwas Positives scheint aber doch schon dadurch gewonnen, daß wir die Gewißheit ihrer Existenz haben. Die Zwillingsbefunde zeigen uns in eindrucksvoller Weise, daß es (auch schon in utero) parakinetische Faktoren gibt, von deren Wirkungsweise wir uns vorläufig noch gar keine Vorstellung machen können.

Schon immer ist es ja aufgefallen, daß bei vielen, besonders bei einseitigen Mißbildungen familiäres Auftreten vollständig fehlt; trotzdem tröstete man sich aber meist damit, daß man auf komplizierte Erbverhältnisse verwies. Auf Grund der zwillingspathologischen Befunde erscheint nun auch die Ätiologie solcher Bildungen in einem anderen Lichte; wissen wir doch jetzt, daß der Gang der Ontogenese auch schon zur Zeit des Embryonallebens von zahlreichen Außenfaktoren beeinflußt und gestört werden kann.

Besonders eindrucksvoll läßt sich das an den sog. „zusammengewachsenen Zwillingen", also an den Doppelmißbildungen, erkennen. Aus den erheblichen Verschiedenheiten des Körpers und des Charakters, die zwischen den Individualteilen solcher Doppelmonstra beobachtet worden sind (ANEL, HENNEBERG und STELZNER), kann man doch nicht den Schluß ziehen, daß ihre erbliche Veranlagung ungleich sei; denn dieser Schluß würde im Gegensatz stehen zu den Indizien, die wir sonst für die Erbgleichheit der eineiigen Zwillinge besitzen. Vielmehr müssen wir uns auf Grund solcher Befunde an den Gedanken gewöhnen, daß auch Merkmale, die wir zum „Charakter" rechnen, oder die die wesentliche Grundlage der „Ähnlichkeit" abgeben, nicht einfach phänotypische Projektionen von Erbanlagen sind, sondern daß auch sie in bestimmten Fällen entscheidend durch nichterbliche Faktoren der ontogenetischen Entwicklung gestaltet werden können. So kann es sich paradoxerweise ereignen, daß selbst zwischen „identischen" Zwillingen eine Ähnlichkeit im gewöhnlichen Sinne des Wortes gar nicht besteht.

Unter den von mir untersuchten Zwillingen befinden sich ein paar zehnjährige Mädchen, deren Gesichtszüge sich so wenig gleichen, daß sie niemals verwechselt worden sind (Abb. 8—11, S. 88, 89). In den sonst als mehr oder weniger erblich zu betrachtenden Eigenschaften (Haar-, Haut-, Augenfarbe, Haarform, Epheliden, Teleangiektasien, Follikularkeratosen, Nägel, Struma, Knochenbau, psychisches Verhalten) besteht aber bei beiden eine so vollkommene Übereinstimmung, daß an der Gleichheit ihrer erblichen Grundlage, also an ihrer Eineiigkeit, nicht gut gezweifelt werden kann. Forscht man nun nach den Gründen der Unähnlichkeit ihrer Gesichter, so zeigt sich ohne weiteres, daß alle Verschiedenheiten auf eine Ursache zurückgeführt werden können, nämlich auf die Verschiedenheit in der Kopfform der beiden Zwillingsschwestern: Die eine hat einen völlig normal gebauten Schädel, während der viel kleinere Kopf ihrer Schwester ein mäßig entwickelter, aber deutlicher Turmschädel ist. Durch diese Kopfform wird das Aussehen von Stirn und Augen (besonders Oberlider!), in geringerem Maße auch das von Nase und Wangen sichtlich beeinflußt, während Ohren, Lippen und Kinn wieder jene frappierende Übereinstimmung erkennen lassen, welche die beiden Mädchen, wenn man von Kopf und oberer Gesichtshälfte absieht, überhaupt auszeichnet. Es handelt sich hier also offenbar um den prinzipiell interessanten Fall von „unähnlichen eineiigen Zwillingen“, bei dem die Unähnlichkeit durch eine paratypische Mißbildung des Schädels bei einem Zwilling bedingt ist. Auf eine ganz analoge Weise erklärt sich wohl auch die auffallend geringe Ähnlichkeit der Pyopagen-Schwestern Blažek (HENNEBERG und STELZNER), denn auch bei ihnen bestand eine ausgesprochene Verschiedenheit der Schädelform.

Die Zwillingspathologie lehrt uns also, daß bisher vieles einfach für erblich galt, was es — zum mindesten in einem Teil der Fälle — gar nicht ist. Durch die, fast möchte ich sagen: aprioristische Annahme der Erblichkeit haben wir uns die Lösung vieler ätiologischer Fragen doch entschieden zu leicht gemacht. Viele vererbungspathologische Probleme sind in Wirklichkeit gar nicht vererbungspathologischer, sondern einfach entwicklungsmechanischer, und zwar paragenetischer Natur. Denn wir können schon jetzt mit genügender Sicherheit sagen, daß zahlreiche parakinetische Faktoren existieren müssen, die wir noch nicht kennen, ja, mit deren Existenzmöglichkeit man bisher so gut wie gar nicht gerechnet hat. Sie näher kennen zu lernen, ist eine Aufgabe der ätiologischen Forschung, auf die wir durch die Zwillingspathologie nachdrücklich hingewiesen werden.

Mit Hilfe der Zwillingspathologie gelang aber nicht nur der Nachweis der Nichterblichkeit, es gelang auch der Nachweis komplizierter Erbverhältnisse. Daß die Sommersprossen in entscheidender Weise erblich bedingt sind, hat man schon lange angenommen. Soweit aber die Art ihrer erblichen Bedingtheit nähere Beachtung fand, glaubte man an das Vorliegen einfacher Dominanz (HAMMER, MEIROWSKY). Es hat sich jedoch gezeigt, daß von 31 zweieiigen Zwillingspaaren nur 8 denjenigen Grad der Übereinstimmung in der Ausbildung der Epheliden erkennen ließen, der bei eineiigen Zwillingen die Regel ist. Bei der großen Häufigkeit der Epheliden wäre aber eine entsprechende Übereinstimmung in mehr als 50% der Fälle zu erwarten, falls einfache Dominanz vorläge. Die Befunde zwingen also zu dem Schluß, daß die Entwicklung der Epheliden nicht nur von einer Erbanlage (und von den Außenfaktoren: Belichtung) abhängig ist, sondern auch noch von anderen Erbanlagen, aus deren Zusammenwirken erst Größe, Pigmentgehalt und Lokalisation der Epheliden resultieren. So gelang also mit Hilfe der zwillingspathologischen

Methode der *statistische Nachweis der Polyidie* (Vielanlagigkeit), — wohl zum erstenmal bei einem pathologischen (bzw. an den Grenzen des Pathologischen stehenden) menschlichen Merkmal.

Außer dem Nachweis der Nichterblichkeit und dem Nachweis der komplizierten Erblichkeit ließ sich aber auch der Nachweis einer *erblichen Disposition nichterblicher Merkmale* erbringen.

In einfacher Weise ergibt sich das aus den Befunden, die ich über das Auftreten des Kropfes bei den Münchener Schulkindern erheben konnte. Denn dieser Kropf, der doch wohl zum endemischen gerechnet, und dessen entscheidende Ursache daher in nichterblichen Faktoren gesucht werden muß, war bei eineiigen Zwillingen fast ausnahmslos in etwa gleichem Ausmaße vorhanden, während unter 29 zweieiigen Paaren 9 waren, von denen ein Kind behaftet, das andere frei befunden wurde. Aus diesem Unterschied ergibt sich ohne weiteres der überraschende Schluß, daß die Erbanlagen bei der Entstehung des Schulkinderkropfes eine nicht unwesentliche Rolle spielen. Vermutungen dieser Art sind zwar schon mehrfach von anderen Autoren geäußert worden, noch niemals aber hat man bisher sichere Unterlagen für sie gehabt.

Aber auch dann, wenn die Verhältnisse nicht so klar liegen, kann man mit Hilfe geeigneter Methoden noch den Nachweis einer idiotypischen Disposition paratypischer Merkmale erbringen. So ließ sich zeigen, daß bei eineiigen Zwillingen eine Korrelation besteht bezüglich der Zahl der Muttermäler bei beiden Zwillingen ($0{,}4 \mp 0{,}13$); daß die entsprechende Korrelation bei den zweieiigen Zwillingen nur halb so groß ist ($0{,}2 \pm 0{,}19$); daß bei (gleichaltrigen) Nichtgeschwistern eine solche Korrelation sich überhaupt nicht mehr sicher nachweisen läßt ($0{,}1 \pm 0{,}2$). Diese Zahlen verhalten sich also genau so, wie man sie bei dem Vorhandensein einer idiotypischen Naevusdisposition erwarten müßte; mit der Annahme, daß individuelle erbliche Verschiedenheiten bei der Naevusentstehung keinerlei Rolle spielen, sind sie nicht vereinbar. Sie berechtigen folglich zu dem Schluß, daß der Naevusbildung eine idiotypische Disposition zugrunde liegt, die zwar in ihrem Ausmaß gering, aber immer noch groß genug ist, um mit der zwillingspathologischen Methode nachweisbar zu sein.

Die Zwillingspathologie kann jedoch nicht nur Auskunft geben über die Erblichkeit bzw. Nichterblichkeit bestimmter pathologischer Merkmale, sie kann uns auch in den Stand setzen, ihre eigenen Voraussetzungen näher zu prüfen. Das gilt besonders für ihre erste Voraussetzung, die Erbgleichheit der eineiigen Zwillinge.

Die Erbgleichheit der eineiigen Zwillinge ist induktiv schwer zu erweisen; beim Menschen ist das Züchtungsexperiment, welches die Prüfung der Nachkommenschaft der Zwillinge zum Ziel haben würde, nicht anwendbar, und entsprechende Untersuchungen an Tieren (z. B. Gürteltieren) würden nur Analogieschlüsse erlauben. Auf deduktivem Wege gelangen wir dagegen zu einer ganzen Reihe von Anhaltspunkten, welche als Indizienbeweise für die Erbgleichheit der eineiigen Zwillinge aufgefaßt werden können. Die naheliegendste Art einer solchen Beweisführung geht von folgender Überlegung aus: Besteht bei den eineiigen Zwillingen (im Gegensatz zu den zweieiigen) eine allgemeine Gleichheit der erblichen Grundlage, so müssen Zwillingspaare, die man aus einem größeren Zwillingsmaterial nach ihrer Ähnlichkeit in bestimmten, mehr oder weniger idiotypisch bedingten Merkmalen (z. B. Haar-, Haut-, Augenfarbe) herausgesucht hat, sich auch in bezug auf ganz andere (mehr oder weniger idiotypisch bedingte) Merkmale sehr viel ähnlicher sein als die übrigen Zwillingspaare. Daß sich das durchgehend so verhält, läßt sich leicht zeigen.

Unter den 52 Zwillingspaaren, die ich auf Grund ihrer Übereinstimmung in den Pigmenten (nach meinen Erfahrungen das sicherste Kriterium der Erbgleichheit) als „eineiige" ausgewählt habe, befinden sich 42 Paare von geradezu frappierender Ähnlichkeit der Gesichtsform, 9, bei denen trotz großer Ähnlichkeit gewisse Unterschiede zu konstatieren sind, und nur 1 Paar, das ausgesprochen unähnlich ist (Abb. 8—11, S. 88, 89). Unter den pigmentverschiedenen Zwillingspaaren hingegen ist überhaupt kein Paar mit großer Ähnlichkeit der Gesichtszüge, 4 Paare zeigen eine mäßige Ähnlichkeit, wie sie bei Geschwistern nicht ungewöhnlich ist; bei 2 von diesen Paaren sind zuweilen — von Fernstehenden — Verwechslungen vorgekommen; bei den 33 anderen Paaren bestehen trotz hier und da ähnlicher Züge ausgesprochene Verschiedenheiten.

Im Wesen sind nach Angabe der Eltern von 28 pigmentgleichen Zwillingspaaren 17 gleich, 10 sollen geringe Verschiedenheiten aufweisen; in 1 Fall sollen die beiden 7 jährigen Mädchen im Charakter wesentlich verschieden sein, die eine ist angeblich scheu und empfindlich, sie weinte auch beim Beginn der Untersuchung, die andere ist kouragierter und starrköpfig. Daß solche Unterschiede bei eineiigen Lebewesen gelegentlich vorkommen, ist ja auch von den

Doppelbildungen her bekannt. Immerhin sind doch nach diesen Befunden Wesensunterschiede bei pigmentgleichen Zwillingen recht selten, zumal sich ein Teil der leicht diskordanten Fälle noch offensichtlich auf äußere Umstände zurückführen läßt. Bei zwei 5jährigen Knaben besteht der Unterschied z. B. nur darin, daß der eine, welcher einmal durch plötzliches Anbellen sehr erschreckt wurde, Angst vor Hunden hat, während der andere gern mit ihnen spielt; von zwei 8jährigen Mädchen ist die, welche ängstlicher und weniger lebhaft sein soll, hochgradig schwerhörig (wahrscheinlich Lues), während die andere noch ein relativ gutes Gehör hat; zweimal beobachtete ich, daß von Mädchen, die sich der Pubertätsgrenze näherten, die eine angeblich eitler sein soll; von 18jährigen Mädchen war die eine viel sorgfältiger und koketter frisiert; von zwei 14jährigen Mädchen, deren eine schon Zeichen der Geschlechtsreife zeigte (vgl. S. 40), soll die weiter entwickelte bei sonst gleichem Charakter größeres Interesse für Preise haben. Ganz anders ist das Bild bei den pigmentverschiedenen Zwillingen. Eine ausgesprochene Verschiedenheit des Wesens wurde hier unter 24 Paaren 22mal angegeben (gegenüber 1mal bei pigmentgleichen), nur 2mal wurde das Wesen als gleich bezeichnet. Unter den 22 diskordanten Paaren waren 9 mit vollkommen verschiedenem Charakter, eine Angabe, die bei pigmentgleichen Zwillingen niemals gemacht wurde.

Nicht ganz so groß, aber immer noch auffällig genug, ist der Unterschied in der Ähnlichkeit der pigmentgleichen und der pigmentverschiedenen Zwillinge in bezug auf die Schulleistungen. Unter 45 pigmentgleichen Paaren wiesen 37 gleiche, 8 etwas verschiedene Schulleistungen auf. Unter den 8 Paaren mit etwas verschiedener Schulleistung befanden sich die erwähnten 8jährigen Mädchen, von denen das eine (mit den geringeren Schulleistungen) fast taub ist; dann die auf Abb. 8—11, S. 88, 89 dargestellten Kinder, von denen das Mädchen mit dem größeren Schädel in der Schule etwas besser sein soll; schließlich ein paar 12jährige Mädchen, von denen die mit den geringeren Leistungen infolge eines Magenleidens die Schulstunden häufig versäumte. In 4 Fällen ereignete es sich, daß der eine Zwilling, trotz nur wenig verschiedener Leistungen, sitzen blieb, während der andere das Klassenziel noch erreichte. In einem dieser Fälle wurden die beiden sehr schwach begabten Kinder von verschiedenen Lehrern unterrichtet, in einem anderen Fall waren die Leistungen der 12jährigen Mädchen gleich, bis die eine infolge einer schweren Verbrennung für längere Zeit aus der Schule genommen werden mußte. Ganz anders liegen die Verhältnisse bei den pigmentverschiedenen Zwillingen. Unter 29 Paaren wurden 17 als wesentlich verschieden in ihren Schulleistungen bezeichnet, was unter pigmentgleichen Zwillingen in keinem einzigen Fall angegeben wurde, in 6 Fällen bestand geringe Verschiedenheit, nur in 6 Fällen Gleichheit der Schulleistungen. Unter den 5 Zwillingspaaren verschiedenen Geschlechts war 4mal die Schulleistung des Mädchens besser bzw. sehr viel besser, 1mal die Leistung beider Kinder gleich.

Was die Körpergröße anlangt, so konnte ich zu keinem sicheren Resultat kommen, da ich Körpermessungen nicht vorgenommen habe. Immerhin ist mir aufgefallen, daß auch bei den von mir als eineiig betrachteten Zwillingen erheblichere Unterschiede in der Körperlänge nicht allzu selten waren. Die Körpergröße scheint also in einem nicht unerheblichen Spielraum von Außenfaktoren (vielleicht schon in utero?) abhängig zu sein. Das gleiche ist möglicherweise der Fall bei der musikalischen Begabung, da ich sowohl bei den eineiigen als auch bei 14 zweieiigen Paaren fast immer Übereinstimmung im Grad der musikalischen Veranlagung fand. Freilich darf man hier nicht vergessen, daß gerade in diesem Punkt die Angaben der Eltern wohl sehr viel unzuverlässiger sein werden als bezüglich des Wesens und der Schulleistungen.

Schon aus diesen Befunden läßt sich also mit großer Deutlichkeit ersehen, daß diejenigen Zwillingspaare, welche sich bezüglich der Pigmente in besonders hohem Grade ähneln, auch bezüglich der Gesichtsformen, bezüglich des Charakters und der Schulleistungen sich im Durchschnitt sehr viel ähnlicher sind als die übrigen Zwillingspaare. Der einen Gruppe unserer Zwillinge liegt also ein allgemeines, Pigmente, Körperformen und Psyche in gleicher Weise beeinflussendes Substrat zugrunde, das eine besondere Ähnlichkeit bei ihnen bewirkt, während die andere Gruppe in jedem einzelnen der verschiedenen Eigenschaftskomplexe eine viel geringere Ähnlichkeit aufweist. Was kann also näher liegen, als das Substrat, dem die erste Gruppe ihre große allgemeine Ähnlichkeit des Körpers und des Geistes verdankt, in der Übereinstimmung ihrer Erbmassen zu suchen?

Daß die eineiigen Zwillinge im wesentlichen erbgleich sind, läßt sich aber auch noch auf einem anderen Wege wahrscheinlich machen.

Man muß auf Grund aller Erfahrungen annehmen, daß im allgemeinen[1]) besondere Erbanlagen für beide Körperhälften nicht existieren. Die Korrelation zwischen Individuen, die erbgleich sind, muß daher annähernd ebenso groß sein wie die Korrelation zwischen der rechten und der linken Körperhälfte. Machen wir diesbezüglich die Probe mit unserem Naevusmaterial, so zeigt sich aber, daß die Korrelation der Naevuszahlen zwischen rechter und linker Körperhälfte des gleichen Individuums derjenigen zwischen Partnern eines eineiigen Zwillingspaares vollkommen entspricht ($0,4 \pm 0,12$)[2]). Es zeigt sich also hierdurch, daß wir allen Grund haben, die eineiigen Zwillinge in bezug auf diejenigen Anlagen, welche die idiotypische Naevusdisposition bedingen, tatsächlich als erbidentisch anzusprechen.

---

[1]) Auf das Vorhandensein und die Erklärungsmöglichkeiten der Ausnahmen von dieser Regel gehe ich hier nicht ein.

[2]) Ähnliche Befunde aus dem Gebiete der Daktyloskopie teilten POLL und GANTHER mit.

Nicht immer geben aber die zwillingspathologischen Befunde auf die ätiologischen Fragen, die wir an sie stellen, eine so klare Antwort. Im Gegenteil ist es auffällig, wie außerordentlich regellos und verwirrend die Befunde häufig erscheinen. Bei einer großen Zahl pathologischer Merkmale, vielleicht selbst bei der überwiegenden Mehrzahl von ihnen, findet man bald eine frappierende Übereinstimmung zwischen den beiden Partnern eines eineiigen Zwillingspaares, bald eine vollständige Verschiedenheit; bald möchte man also erbliche Bedingtheit für absolut sicher halten, bald glaubt man den Nachweis des Gegenteils vor sich zu haben. In besonders typischer Weise trafen wir diese undurchsichtigen Verhältnisse bei den Zahnanomalien an; aber bei den anderen Leiden scheinen die Dinge entsprechend zu liegen. So sahen wir bei einem 16jährigen Mädchen ein seit Jahren bestehendes typisches Asthma mit atrophisierender Rhinitis, während ihre identische Zwillingsschwester völlig gesund ist. In der Literatur sind dagegen zwei Fälle von Asthma bei identischen Zwillingen beschrieben worden, in denen der Verlauf des Leidens bei beiden Kindern eine nahezu komisch wirkende Übereinstimmung aufwies.

Die zahlreichen Beobachtungen sich widersprechender Befunde, von denen der angeführte Fall nur ein Beispiel ist, haben aber eine sehr interessante positive Seite; sie zeigen mit einer Deutlichkeit, die auf familienpathologischem Wege bisher nicht entfernt erreicht werden konnte, wie außerordentlich schwierig und kompliziert die Erblichkeitsverhältnisse bei den menschlichen Krankheiten liegen. Führte uns schon die Familienpathologie in den letzten Jahren immer mehr zu dem Schluß, daß regelmäßige Dominanz bei menschlichen Leiden geradezu eine Seltenheit ist, und daß gleiche bzw. sehr ähnliche Symptomenbilder bald erblich, bald durch Umweltfaktoren bedingt sein können, so bringen uns schon die ersten zwillingspathologischen Befunde eine Bestätigung und außerordentliche Erweiterung dieser Erfahrung. Wie die Befunde im speziellen Teil lehren, ist das Nebeneinandervorkommen von ++- und +0-Paaren bei eineiigen Zwillingen bei den verschiedensten Merkmalen festzustellen. In der Mehrzahl dieser Fälle läßt sich vorläufig nicht entscheiden, ob das betreffende Merkmal erblich oder nichterblich ist, sondern wir stehen vor der weiteren Frage, ob die dem Merkmal zugrunde liegende pathologische Erbanlage *eine besonders große Paravariabilität* besitzt, oder ob der anscheinend gleiche Symptomenkomplex *in dem einen Fall durch erbliche, in dem anderen durch Umweltfaktoren* verursacht wird.

Eins dieser Phänomene, oder beide, müssen also in der menschlichen Erbpathologie eine viel größere Rolle spielen, als man bisher geglaubt hat. Es hat den Anschein, als ob eine starke Paravariabilität — bis zum Ausbleiben der Manifestation — bei menschlichen Erbleiden geradezu die Regel ist. Auf jeden Fall aber sehen wir, wie mangelhaft unsere Kenntnisse über die Manifestationsbreite der erblichen Krankheiten noch sind. Die Zwillingspathologie wird uns jedoch dazu verhelfen, mit der Zeit diese Lücke unseres Wissens zu schließen. Durch das Studium der Pathologie eineiiger Zwillinge müssen wir immer mehr dazu kommen, *die Größe und die Häufigkeit der Paravariabilität* nach und nach bei allen menschlichen Erbleiden annäherungsweise zu bestimmen, und damit die erste und unerläßliche Vorfrage jeder Erblichkeitsforschung, die Frage nach der *Paravariations- oder Manifestationsbreite jedes einzelnen Merkmals* zu beantworten.

Wie gesagt, ist es aber meist noch nicht möglich zu entscheiden, ob das Nebeneinandervorkommen von ++- und +0-Paaren im einzelnen Fall durch starke Paravariabilität oder durch Verschiedenheit der Ätiologie bei den einzelnen Paaren zu erklären ist. Hier liegt — vorläufig wenigstens — der schwierigste Punkt in der Beurteilung und Auswertung zwillingspathologischer Befunde; denn das Nebeneinandervorkommen von idiotypischen und paratypischen Formen eines anscheinend gleichen Leidens ist ja offenbar gleichfalls nichts Seltenes. Wenn aber erst der zwillingspathologischen Beurteilung ein größeres Material zur Verfügung steht, und wenn wir unsere zwillingspathologischen Untersuchungen mit familienpathologischen systematisch kombinieren, so werden wir gewiß in einer nicht allzufernen Zeit auch auf diese Fragen, die jetzt noch so rätselhaft erscheinen, die ersehnte Antwort erhalten.

Spezielle Zwillingspathologie.

Über die Ähnlichkeit von Zwillingen bezüglich normaler Eigenschaften ist bis jetzt nur wenig bekannt. THORNDIKE hat sich nicht bemüht, zwischen (wahrscheinlich) eineiigen und (wahrscheinlich) zweieiigen Zwillingspaaren zu unterscheiden, WILDER hat seine Beobachtungen auf daktyloskopische Befunde beschränkt, POLL hat die Ergebnisse seines enormen Materials nicht näher bekannt gegeben[1]). Die Körpermessungen, welche von Gynäkologen gemacht worden sind (SCHATZ, LAURITZEN u. v. a.), und welche zum Teil zu dem überraschenden Resultat geführt haben, daß sich die Eineiigen in ihren Gewichts- und Längenmaßen weniger ähneln als die Zweieiigen, sind noch umstritten. Die gelegentlichen kasuistischen Mitteilungen, die man außerdem in der Literatur finden kann, geben ebensowenig ein klares Bild. FÉRÉ beschreibt z. B. eineiige Zwillingsschwestern, die mit 13 Jahren und 6 Tagen gleichzeitig Kopfschmerzen und 2 Tage später die erste Regel bekamen. Solche Mitteilungen können leicht zu phantastischen Ansichten über die Ähnlichkeit eineiiger Zwillinge führen, da Einzelfälle natürlich besonders leicht zur Publikation gelangen, wenn die Ähnlichkeit zwischen beiden Zwillingen zufällig einmal eine auffallend vollständige ist. Daß die Beobachtung FÉRÉs keine Verallgemeinerung verträgt, zeigten mir zwei Fälle, in denen die Regel bei einem 12- bzw. 14jährigen Mädchen schon mehrmals aufgetreten war, während die homologe Zwillingsschwester noch nicht menstruiert hatte (vgl. Comedonen, Fall 7). Schon AHLFELD beobachtete bei sehr ähnlichen Zwillingsschwestern einen Intervall von 14 Tagen im Auftreten der ersten

---

[1]) Anmerkung bei der Korrektur: Nachträglich finde ich die vor kurzem erschienene Arbeit von Jablonski (Arch. f. Augenheilk. 91, 308, 1922), die sich auf Grund des Pollschen Zwillingsmaterials hauptsächlich mit der Paravariabilität der physiologischen Refraktionsunterschiede des menschlichen Auges befaßt. Doch wird auch ein Fall von Heterochromie und ein Fall von Strabismus convergens des linken Auges bei eineiigen Zwillingen mitgeteilt; in beiden Fällen war der andere Zwilling normal.

Regel; die von GALTON erhobenen Befunde waren mir nicht zugänglich. Auch über gleichzeitigen Zahndurchbruch finden sich vereinzelte Angaben in der Literatur, die aber natürlich in gleicher Weise der Nachprüfung bedürfen.

Die Ähnlichkeit der eineiigen und der zweieiigen Zwillinge bezüglich der normalen Eigenschaften ist also noch ein fast unbetretenes Forschungsgebiet. Für uns Ärzte von ungleich größerem Interesse ist aber die Ähnlichkeit der Zwillinge in bezug auf Krankheiten. Selbst der Versuch einer systematischen Untersuchung nach dieser Richtung hin fehlte bisher vollständig. Doch existieren hier — seit den ältesten Zeiten (HIPPOKRATES, SINIBALDUS) — eine ganze Reihe kasuistischer Mitteilungen, von denen freilich ein erheblicher Teil den großen Fehler hat, daß das Maß der allgemeinen Ähnlichkeit der betreffenden Zwillinge (Gesichtszüge, Pigmente, psychisches Verhalten) nicht genauer gekennzeichnet ist. Immerhin wäre eine Sammlung und Zusammenstellung des in der Literatur zerstreuten Beobachtungsmaterials nicht ohne Wert, besonders deshalb, weil auch unvollständige Beobachtungen Anregungen zu weiterer Arbeit in gleicher Richtung geben können. Ich habe mich deshalb nicht auf die Zusammenstellung der eigenen Beobachtungen beschränkt, sondern habe auch angeführt, was ich in der Literatur finden konnte. Daß diese Literaturangaben nicht vollständig sind, liegt in der Natur der Sache. Sind doch die bisher an Zwillingen erhobenen Befunde über das Schrifttum ganz verschiedener Wissensgebiete verstreut und oft nur als kurze Bemerkungen in anderen Arbeiten oder in Diskussionen niedergelegt! Es würde sich deshalb wohl noch manche ältere Angabe finden lassen, wenn man die Literatur noch genauer danach durchforschen wollte. Besonders wird die familienpathologische Literatur gewiß noch manche versteckte Angabe enthalten. Nicht ohne Wert wäre eine systematische Durchsicht der teratologischen (Doppelbildungen!) und der veterinärmedizinischen Schriften, die von mir fast gar nicht berücksichtigt werden konnten. Wichtiger freilich als alle literarische Sammelarbeit ist gerade auf zwillingspathologischem Gebiet die Anstellung neuer Beobachtungen auf dem Boden methodisch durchgeführter Zwillingsuntersuchungen.

Meinen eigenen Befunden liegen die Untersuchungen von 52 „eineiigen" und 36 „zweieiigen" Zwillingspaaren zugrunde. Die Eineiigkeit wurde nur ausnahmsweise aus dem Eihautbefund diagnostiziert, in der Regel aus dem Vorhandensein einer für gewöhnliche Geschwister ganz unwahrscheinlichen Ähnlichkeit. Als sicherste Kriterien erwiesen sich die Pigmente von Haar, Augen und Haut, in zweiter Linie die Gesichtszüge, die Lanugobehaarung, die sonstige Beschaffenheit der Haut (Trockenheit, Keratosis follicularis, Hände, Epheliden, Teleangiektasien) und das psychische Verhalten (Anamnese, Schulleistungen, Musik). Ein verhältnismäßig sehr unzuverlässiges Merkmal ist die Körperlänge, da ich bei sonst sehr ähnlichen Zwillingen nicht selten erhebliche Größendifferenzen fand. Man darf sich also durch einige Zentimeter Größenunterschied nicht irremachen lassen.

Die in die Poliklinik bestellten Zwillinge wurden von mir untersucht und alle Befunde protokollarisch aufgenommen. Diejenigen Fälle, in denen eine Nachuntersuchung durch einen Spezialisten erwünscht schien, wurden dann noch einmal zur fachärztlichen Untersuchung bestellt. Den Herren, die hierbei meine Arbeit unterstützten, besonders Herrn Prof. RUDOLF MARTIN, Herrn Priv.-Doz. Dr. SCHEIDT (Anthropologie), Herrn Prof. KÄMMERER (innere Medizin), Herrn Prof. WANNER (Otologie und Laryngologie) und Herrn Dr. NERESHEIMER (Ophthalmologie) möchte ich auch an dieser Stelle meinen besonderen Dank sagen.

Spezialistische Untersuchungen wurden also, wenn ich von meinen eigenen dermatologischen Beobachtungen absehe, nur bei einzelnen Paaren angestellt. Aber auch die selbsterhobenen Befunde beziehen sich niemals auf das gesamte Material, da nicht bei jedem Paar jede im Programm vorgesehene Untersuchung möglich war, und da vor allen Dingen das Untersuchungsprogramm sich anfangs nur auf Muttermäler erstreckt hatte und erst allmählich eine stärkere Erweiterung erfuhr. Von den zuletzt untersuchten Zwillingen liegen daher sehr viel vollständigere Untersuchungsprotokolle vor als von den zuerst untersuchten. Das Untersuchungsprogramm, nach dem ich mich schließlich bei der Aufnahme meiner Befunde richtete, bezog sich vor allem auf folgende Punkte:

Ähnlichkeit, Wesen, Schulleistungen, Musik;

Krankheiten, Regel, Linkshändigkeit, Farbensehen;

Lage bei der Geburt, Geschwister, Blutsverwandtschaft der Eltern;

Naevi (Comedonen, Milien);

Gefäßmäler, Teleangiektasien (Wangen, Schultern, Kreuz, Rippen, Lider), Naevus Unna;

Keratoris follicularis, Palmae, Plantae, Hyperidrosis;

Mund, Zunge, Zähne, Ohr, Struma, Schädelform;

Haare, Nägel, Genitalien, Akrocyanose, Asthenie.

Eine Reihe von Befunden, deren Ergebnisse hier nur kurz zusammengefaßt sind, haben an anderem Ort eine ausführlichere Darstellung erfahren. Das gilt besonders von den Naevi, einschließlich der Teleangiektasien, Epheliden, Milien, Comedonen usw. („Über die Bedeutung der Erbanlagen für die Entstehung der Muttermäler", Arch. f. Dermatol. u. Syphilis), ferner von den Befunden in der Mundhöhle (SIEMENS und HUNOLD, „Zwillingspathologische Untersuchungen der Mundhöhle", ebenda) und von der Linkshändigkeit („Über Linkshändigkeit"; erscheint voraussichtlich in Virchows Archiv f. pathol. Anat. u. Physiol.). Bezüglich Einzelheiten sei also auf diese Publikationen verwiesen.

4. Krankheiten der Haut und der angrenzenden Schleimhäute.

Akrocyanose. — E. Z.[1]) 3++.

++, 21j. ♂♂, Hände kühl, bläulich, leicht gerötet. — ++, 9j. ♀♀, Schwellung und livide Rötung an Händen und Füßen. — ++, 15j. ♀♀, ausgesprochene Akrocyanose der Hände und Füße mit Zinnoberflecken.

Von Pyopagen litt der eine (anämische) Zwilling oft an kalten Händen und Füßen, der andere nicht; der erste fror leicht, während der andere bei Wärme leichter schwitzte (HENNEBERG und STELTZNER).

Z. Z.[2]) 1+⊖.

16 j. ♂♀, ♀ Cyanose und diffuse Rötung der Hände.

Albinismus. — Die nichterblichen circumscripten Depigmentierungen (bei E. Z. 4+⊖, bei Z. Z. 2+⊖) sollten als „Naevus depigmentosus" von dem (idiotypisch bedingten) Albinismus localisatus abgetrennt werden, der noch nicht bei Zwillingen beobachtet wurde.

Der Albinismus universalis wurde 6mal bei +⊖-Paaren (3 männliche, 2 weibliche, 1 ♂♀-Paar; hierunter eine Negerin,

[1]) E. Z. = eineiige Zwillinge.

[2]) Z. Z. = zweieiige Zwillinge.

die 2 mal männliche +0-Zwillinge hatte [CROCKER]), 2 mal bei ++-Paaren beobachtet (SEYFARTH). In den ++-Fällen war das Geschlecht unbekannt. Einen dritten ++-Fall, der nach SEYFARTH von Anonymus beschrieben sein soll, konnte ich in der betreffenden Arbeit nicht finden.

Die Scheckung zeigt, wie den familienpathologischen Beobachtungen und den tierexperimentellen Untersuchungen nach zu erwarten war, auch bei eineiigen Zwillingen nicht unbeträchtliche Unterschiede. HAECKER bringt die Abbildung einer Doppelmißbildung aus der Simmenthaler Zucht (Fall von ACKERMANN), in der die dreiteilige Scheckung der beiden Individualteile sowohl zwischen den homologen wie zwischen den nichthomologen Seiten erheblich differiert.

Acne vulgaris, s. Comedonen.

Chloasma. — E. Z. 2 ++.

Bei 18jährigen ♀♀ übereinstimmender chloasmatischer Pigmentstreif an Oberlippe und Stirnhaargrenze; bei 7jährigen ♀♀ unscharf begrenzte, schmutzig braune, chloasmatische Pigmentierung auf der linken Seite der Stirn in dem Winkel, in dessen Knie der Scheitel beginnt; die Pigmentierung ist bei der einen Zwillingsschwester etwas weniger deutlich.

Von 9jährigen Z. Z. hatte die eine eine deutlich pigmentierte Linea alba, die andere nicht; die Behaftete hatte allgemein etwas dunklere Haut und dunklere Haare. — Bei Pyopagen, deren eine entbunden hatte, wurde bei beiden übereinstimmend ein Chloasma an den Schläfen und übereinstimmende Pigmentierung der Brustwarzenhöfe und der Linea alba festgestellt (HÜBNER).

Die Befunde sprechen für die Existenz idiotypisch bedingter Formen.

Comedonen. — E. Z. 6 ++, 1 +(+), 1 +.

++, 17j. ♂♂, große Poren und Comedonen in beiden Ohren (Bruder nur in einem Ohr Comedonen), disseminierte Comedonen an Stirn und Kinn, vereinzelte Comedonen und Follikulitiden an Rücken und Unterschenkeln; Acnepusteln im Gesicht (der eine Bruder etwas weniger Acnepusteln und etwas reichlichere Comedonen), Acnenärbchen am Jochbein. — ++, 19j. ♂♂, mäßig zahlreiche kleine Comedonen und kleine Acnepusteln auf der Stirn (beim Bruder etwas weniger Comedonen). — ++, 16j. ♀♀, reichliche Comedonen in der Augenbrauengegend und an der Stirnhaargrenze; die eine Schwester auch drei große Comedonen in einem Ohr. — ++, 15j. ♀♀, sehr große Poren an der Nase, Acneknötchen und Comedonen an Stirn, weniger Kinn, Wangen fast frei (bei einer Schwester auf der linken Wange 2 Talgretentionscysten). Gleiche Intensität. Die eine Schwester hat vereinzelte Acneefflorescenzen auf der Brust, die andere ein paar Comedonen im rechten Ohr. —

++, 15j. ♀♀, Acne auf der Stirn, weniger auf den Wangen; fast keine Comedonen. — ++, 8 ♀♀, 2 Comedonen auf der Nase bei beiden. — +(+), 14j, ♀♀, große Poren auf der Nase bei beiden; die eine Schwester seit 1/2 Jahr mäßig viel Acneknötchen auf der Nase (dasselbe Kind leidet seit 1/2—1 Jahr an Achselschweiß, hat ein ausgesprochenes Erythema pudoris, hat etwas reichlichere Achselbehaarung und im Gegensatz zu ihrer Schwester schon 3 Perioden gehabt; sie hat ihre ersten 4 Lebensjahre getrennt von ihrer Schwester — auf dem Lande — zugebracht; vielleicht, daß der erhebliche Unterschied in der sexuellen Entwicklung der beiden Zwillinge mit dieser Verschiedenheit der Umwelt in den ersten Lebensjahren zusammenhängt! Die Eineiigkeit der Mädchen ist auch durch den Eihautbefund gesichert). — +θ, 18j. ♀♀, 2 Comedonen am Rücken, Schwester frei.

Follikulitiden: ++, 10j. ♀♀, einzelne Follikulitiden an Stamm und Extremitäten, Kratzeffekte an den Unterschenkeln. — ++, 17j. ♂♂, stark disseminierte, blasse, große Follikulitiden am Stamm. — ++, 11j. ♂♂, seit ein paar Jahren kleine Follikulitiden im Nacken.

Z. Z. 1 ++, 5 +θ.

++, 16j. ♂♀, ♂ reichlich Comedonen an Stirn und Kinnmitte, ♀ desgleichen, aber auch auf den Wangen; Ohren bei beiden frei. — +θ, 16j. ♂♀, ♀ vergrößerte schwarze Poren und vereinzelte Comedonen auf der Nase und in den Ohren. — +θ, 14j. ♂♂, der eine hat große Poren und Comedonen auf der Nase und reichliche Comedonen in den Ohren, der andere vereinzelte Comedonen auf der Stirn und an der Unterlid-Wangengrenze und zahlreiche kleine Follikulitiden im Gesäß. — +θ, 13j. ♀♀, Comedonen in der Kinnfurche. — +θ, 9j. ♀♀, dicke Nase mit großen Poren, Comedonengruppen in beiden Ohren (Schwester nur einen kleinen Comedo im linken Ohr). — +θ, 8j. ♂♀, ♀ 4 Comedonen am linken, 2 am rechten Unterschenkel.

Die Befunde sprechen sehr für die Existenz idiotypischer Formen.

Cutis marmorata. — E. Z. 3 ++ (gleiche Lokalisation, gleiche Intensität).

Z. Z. 2 ++, 1 +(+), 4 +θ.

++, 7j. ♂♂. — ++, 11j. ♀♀, Cutis marmorata bei einer schwach, bei der anderen stärker. — +(+), 8j. ♂♀, ♂ wesentlich stärker marmoriert, Haut fühlt sich kühler an als bei ♀. — +θ, 16j. ♂♀, ♂ bis herab auf den Handrücken deutlich ausgeprägt, ♀ nur Spuren am Oberam. — +θ, 13j. ♀♀, bei einer Schwester deutlich. — +θ, 14j. ♂♂, desgl. — +θ, 17j. ♂♂, desgl. an den Oberschenkeln.

Diphtherie der Haut, s. Diphtherie (S. 71).

Dermatochalasis palpebrarum. — E. Z. 1 (+) (+).

15j. ♂♂, beide leichte Chalasis der Haut des oberen Augenlids.

Ekzem. — Seborrhoisches Ekzem. E. Z. 8 ++, 9 +θ.

++, meist im Gesicht, 1 mal im Gesicht, an Knie und Unterschenkeln bei beiden, 1 mal bei einem auch Achsel mitbefallen, 1 mal nur bei dem einen im Gesicht, beim anderen über dem Sternum. — +θ, 4 mal im Gesicht, 1 mal Gesicht, Nacken und Oberschenkel, 1 mal Gesicht und Bauch, 1 mal nur Bauch, 1 mal Bauch und rechter Arm, 1 mal nur Unterarm.

Z. Z. 3 ++, 8 +θ.

++, im Gesicht. — +θ, desgl.

Ein Eczema faciei „gleicher Lokalisation" wurde auch von Miller bei ♀♀ gesehen; über die Ähnlichkeit der Zwillinge ist nichts angegeben.

Aufgesprungene Hände. E. Z. 1 ++.

5 j. ♂♂, Füße desgl.

Z. Z. 1 +θ, 1 (+)θ.

Kopfseborrhöe. Z. Z. 1 ++.

8 j. ♂♂.

Pedikulöses Ekzem im Nacken. E. Z. 1 +(+).

Ekzeme auf Grund *exsudativer Diathese* konnte ich bei E. Z. weder beobachten noch anamnestisch erheben. Bei Z. Z. wurde einmal angegeben, daß der eine zu Ausschlägen neige (11 j. ♂♂), ein anderes Mal, daß einer in den ersten Monaten an Ausschlägen, besonders am Ohr, gelitten habe. Für die ätiologische Erforschung der exsudativen Diathese erscheinen Zwillingsuntersuchungen bei Kleinkindern unentbehrlich; ich habe solche Untersuchungen gemeinsam mit A. Wetzel (v. Pfaundlersche Univ.-Kinderklinik, München) in Angriff genommen. — Booth sah Pyopagen, die häufig gemeinsam Ekzem und Intertrigo gehabt haben sollen. Orgler konnte bei seinen 27 meist zweieiigen Mehrlingssätzen Differenzen bezüglich der exsudativen Diathese nicht feststellen; wohl kam es vor, daß zu bestimmten Zeiten der eine Zwilling ekzemfrei, der andere behaftet war, doch sah Orgler keinen Fall, in dem der eine Zwilling sein ganzes erstes Lebensjahr von jeder Erscheinung der exsudativen Diathese frei war, während der andere daran litt. Rominger beschreibt ein eineiiges Zwillingspaar, dessen einer Zwilling die gewöhnlichen Erscheinungen eines auf Gesicht, Unterbauch und Gesäßgegend beschränkten exsudativen Ekzematoids zeigte, während der andere zu gleicher Zeit die schweren Erscheinungen der sog. *Erythrodermia desquamativa Leiner* (ex intertrigine) darbot. Er schließt daraus, daß beide Krankheiten nur Manifestationen der gleichen Erbanlage („exsudative Diathese") seien.

Epheliden. — E. Z. 34 ++, 16 θθ.

Bei den ++-Paaren zeigen die Epheliden stets gleiche Intensität (Zahl, Größe, Pigmentgehalt) mit geringen Schwankungen und gleiche Lokalisation; nur bei einem Paar, dessen einer Zwilling nur ganz vereinzelte Epheliden auf der Nase aufwies, schien der anderen zeitweise völlig frei, zu anderen Zeiten aber auch mit einzelnen Epheliden behaftet.

Schon AHLFELD sah übereinstimmende sehr zahlreiche Epheliden bei 13j. sehr ähnlichen Zwillingen.

Z. Z. 18 ++, 10 +θ, 3 θθ.

Von den ++-Paaren waren 5 gleichen (1 ++, 4(++)), 13 wesentlich verschiedenen Grades (2+((+)), 10+(+), 1(+)((+))); in 2 Fällen waren bei einem Zwilling die Arme mitbefallen, beim anderen nicht. Unter den +θ-Paaren waren 5+θ, 3(+)θ, 2((+))θ. Mit den 3θθ-Paaren fanden sich also unter 31 Paaren nur 8, bei denen die Epheliden jenen hohen Grad von Übereinstimmung zeigten, der bei den E. Z. die Regel ist. Unter den 5 verschiedengeschlechtlichen Zwillingen zeigte 1 Paar gleichen (θθ), 4 Paare verschiedenen Grad (2+(+), +((+)), +θ) der Ephelidenentwicklung.

Die Befunde lassen einfache Dominanz als unmöglich erscheinen; sie sprechen für Polyidie.

Epidermolysis bullosa. — Z. Z. Von 14j. ♀♀ zeigte die eine eine bereits verkrustete, vom Schuhdruck herrührende Blase an der Achillessehne.

Erysipel. — MILLER beschreibt einen sonderbaren Fall, in dem bei (ähnlichen?) Zwillingen in der 3. Lebenswoche eine linkseitige Mastitis auftrat, an die sich ein Erysipel anschloß, das bei beiden Kindern auch die linke Hand befiel.

Erythema fugax. — Von 14j. weiblichen E. Z. zeigte die eine bei der Untersuchung ausgesprochene Schamröte, die andere nicht. Die erstere war aber überhaupt in ihrer sexuellen Entwicklung schon wesentlich weiter fortgeschritten (vgl. Comedonen).

Erythrodermia desquamativa Leiner. — Vgl. Ekzem.

Erythrodermie ichthyosiforme congénitale. — Ein typischer Fall bei einem 6 Wochen alten Knaben, dessen (verstorbene) Zwillingsschwester normale Haut gehabt hatte, wurde von mir im Juli 1923 in der Münchener Dermatol. Gesellschaft vorgestellt. Die Eltern der Zwillinge waren Geschwisterkinder.

Haare. — Die Haare zeigen bei E. Z. der Regel nach völlig gleiche Farbe, auch im Ton, gleiche Länge und gleiche Form. Auch die Neigung der Haare, auf äußere Einwirkungen hin zu bleichen, ist offenbar streng idiotypisch bedingt, denn mehrmals fiel mir die völlig übereinstimmende Intensität der gebleichten Strähnen auf dem Scheitel auf; in einem anderen Fall (7j. ♀♀) war die Bleichung bei dem einen Kind etwas ausgedehnter als bei dem anderen, doch handelt es sich hier offenbar nur um mäßige graduelle Verschiedenheiten. — Bei 10j. ♂♂ bemerkte ich am Haarwirbel einige Haarbüschel, die deutlich dunkler pigmentiert waren als das übrige Haar; Form und Größe der dunklen Stellen waren bei beiden Knaben etwas verschieden. Der Haarboden war nicht verändert. — Zwei Paare zeigten übereinstimmend sehr kurze und dünne Haare; bei einem dieser Paare (10 j. ♀♀) waren vor 6 Jahren Röntgenbestrahlungen infolge Trichophytie voraufgegangen. (Vgl. Rutilismus und Lanugo.)

Hyperidrosis. — Hyperidrosis nasi. E. Z. 2 ++ (12 j. ♀♀ und 6 j. ♂♂).

Z. Z. 1 +θ (16 j. ♂♂).

Hyperidrosis palmaris. — E. Z. 3 ++, 11 (+)(+), 1 (+)θ, 21 θθ.

++, 19 j. ♂♂ mit Hyperidrosis plantaris, 15 j. ♀♀ mit Ichthyosis und starker Hyperidrosis der Plantae mit Maceration und Fötor, 13 j. ♂♂ Hyperidrosis palmaris nur leicht. — (+)(+), leichte Feuchtigkeit, noch in den Grenzen des Normalen, 10 mal gleichen, 1 mal verschiedenen Grades. — (+)θ, 12 j. ♀♀, die Palmae des einen Zwillings waren leicht feucht, die des anderen trocken. — θθ, in einzelnen Fällen notierte ich mir bei trockenen Händen leichte Hyperidrosis der Füße; Unterschiede zwischen beiden Zwillingen beobachtete ich jedoch nicht.

Z. Z. 1 ++, 7 (+)(+), 2 +θ, 9 (+)θ, 4 θθ.

++, 9 j. ♀♀, die Plantae waren bei dem einen Zwilling infolge der Hyperidrosis maceriert, bei der anderen ohne Besonderheit.

Die Befunde sprechen für erbliche Bedingtheit.

Hyperthelie. — E. Z. 17 j. ♂♂. Der eine hat handbreit unter der linken Mammilla eine bohnengroße Mammilla accessoria mit Papille und pigmentierter, stärker als die normale Haut gefelderter Areola; der andere hat fast in gleicher Höhe eine etwas kleinere Mammilla accessoria auf der rechten Seite.

Der vereinzelte Befund erlaubt keine Schlußfolgerungen.

Keratosen. — Ichthyosis vulgaris: E. Z. 2 ++.

15 j. ♀♀, ausgesprochene Ichthyosis gleichen Grades bei beiden. Haut sehr trocken, glänzend, abschilfernd, sich fein fältelnd. An Knien und Ellbogen derbe, weißlich schuppende Haut. Schuppende keratotische Streifen über den Muskelsehnen in der Kniekehle. Leicht feuchte Palmae mit auffallend reichlichen Arbeitsschwielen (bei dem einen Zwilling etwas weniger stark entwickelt), Hyperidrosis der Füße mit starkem Fötor, derbe wachsartige Schwielen an der Ferse, am Großzehenballen und am Endglied der großen Zehe. Ungewöhnlich starke Lanugobehaarung an der Stirnhaargrenze und an den Schläfen. — 12 j. ♀♀, leichter ichthyotischer Zustand. Haut an Stamm und Extremitäten, besonders in der Gegend der Hüften, trocken, abschilfernd, etwas glänzend. Palmae und Plantae zeigen sehr feine Fältelung, die Haut an den Knien ist sehr derb und rauh. Keratotische Streifen in der Kniekehle fehlen. Bei dem einen Zwilling ist der ichthyotische Zustand der Haut am Stamm etwas geringer, an den Unterschenkeln eher stärker ausgeprägt.

In einem Stammbaum, den Heller mitgeteilt hat, lassen sich die beiden Zweige der Familie auf zwei ichthyotische Frauen zurückführen, die Zwillinge waren. Über ihre Ähnlichkeit ist nichts bekannt. Eineiigkeit ist deshalb fraglich.

Die Befunde sprechen für Erblichkeit. (Vgl. Erythrodermie ichthyosiforme congénitale).

Abortive Ichthyosisformen:

Kniekeratosen. — E. Z. 2 ++, 5 (+)(+), 3 +(+).

++, vgl. die beiden als Ichthyosis vulgaris beschriebenen Fälle. — (+)(+) derbe, trockene, rauhe Haut an den Knien, in einzelnen Fällen mit leichter Schuppung. — In 4 Fällen war auch die Haut an den Ellbogen hyperkeratotisch, in 2 von diesen 4 Fällen allerdings nur in recht unbedeutendem Maße.

Z. Z. 1 ++, 1 (+)(+), 3 +θ, 5 +(+), 2 (+)θ.

Von 12 Fällen zeigen also nur 2 die Kniekeratose im gleichen Ausbildungsgrad. In 5 Fällen waren auch die Ellbogen beteiligt (1 mal beide, 4 mal nur ein Kind befallen). Von 7j. ♂♂ mit normalen Knien hatte der eine leicht schuppende Ellbogenhaut.

Die Befunde sprechen für eine entscheidende Bedeutung der Erbanlagen.

Keratosen der Kniekehle. — E. Z. 5 ++, 14 (+)(+), 8 +(+), 15 θθ.

Die in ihren geringeren Graden bei Schulkindern recht häufigen medialen (seltener auch lateralen) hyperkeratotischen Streifen über den Muskelsehnen in der Kniekehle zeigen bei eineiigen Zwillingen nur mäßige graduelle Verschiedenheiten.

Z. Z. 5 (+)(+), 1 +θ, 7 +(+), 8 +θ, 6 θθ.

Von 21 Fällen zeigen nur 5 gleichen Ausbildungsgrad.

Die Befunde sprechen für eine wesentliche Bedeutung der Erbanlagen trotz einer gewissen Paravariabilität.

Keratosen am Malleolus internus. — E. Z. 2 ++.

Z. Z. 1 +((+)).

Spricht für eine wesentliche Bedeutung der Erbanlagen.

Keratose an der Vorderseite des Fußgelenkes über den Muskelsehnen. — E. Z. 2 ++.

Z. Z. 1 ++, 1 +(+), 3 +θ.

Spricht gleichfalls für eine wesentliche Bedeutung der Erbanlagen.

Ungewöhnlich starke Felderung der Palma (häufig bei Ichthyosis vulgaris). — E. Z. 1 ++, 3 (++), 1 (+)((+)).

Z. Z. 1 +(+), 1 (+)θ.

Spricht ebenfalls für die Bedeutung des Idiotypus.

Keratosis palmaris et plantaris. — E. Z. 3 ++.

++, 8 j. ♂♂, an den Seitenrändern der Fußsohlen verdickte, rissige Hornschicht. — 15j. ♀♀, vgl. Ichthyosis vulgaris. — 9j. ♀♀, ungewöhnlich derbe glatte gelbliche Sohlenhaut. — Außerdem sah ich bei 7j. ♂♂ symmetrische Schwielen am Großzehenballen.

Z. Z. 2 +0, 1 +((+)).

+0, 7j. ♀♀, an der Ferse beiderseits Verdickung und Auffaserung der Haut; Schwester o. B. — 12j. ♀♀, Haut am Fersenrand hyperkeratotisch, bei der Schwester nur angedeutet. — +((+)), 8j. ♂♂, Verdickung und Schuppung der Plantarhaut mit zahlreichen grübchenartigen Vertiefungen; Bruder nur spärliche Grübchenbildung. — Außerdem beobachtete ich 8j. ♀♀, die beide reichliche Schwielen an den Handflächen hatten, nach Angabe der Mutter von dem eifrig betriebenen Turnen.

Die Befunde sprechen gleichfalls für die entscheidende Bedeutung des Erbbildes.

Mammillarkeratose. — E. Z. 1 (+)(+).

17j. ♀♀, geringe gelbbraune keratotische Auflagerung auf der Areola mammae, bei der einen Schwester etwas stärker.

Z. Z. 1 (+)0, (18j. ♂♂).

Spricht für die Bedeutung der Erbanlagen.

Keratosis follicularis lichenoides (Keratosis pilaris). — E. Z. 6 ++, 25 (+)(+), 4 (+)0, 11 00.

(+)0, in allen 4 Fällen war der eine Zwilling nur sehr wenig behaftet, der andere auch nicht völlig frei, so daß also nur ein mäßiger gradueller Unterschied bestand.

Z. Z. 2 (+)(+), 10 +(+), 6 +0, 8 (+)0 2, 00.

Das Verhältnis der konkordanten Fälle zu den diskordanten beträgt 2 : 24, während es bei den E. Z. 31 : 4 betrug.

Die Befunde beweisen die erbliche Bedingtheit der Keratosis follicularis lichenoides.

Lanugobehaarung. — E. Z. 6 ++.

Auffallend starke Lanugobehaarung fand ich in fast völlig übereinstimmender Stärke bei 18j. ♀♀ im Gesicht, bei 12j. ♀♀ und bei 16j. ♀♀ an der Oberlippe, bei 8j. ♂♂ an der Dorsalseite der Arme, besonders am Oberarm und unterhalb des Ellbogens, bei 9j. ♀♀ am Rücken, und bei 15j. ♀♀ an der Stirnhaargrenze und den Schläfen.

Z. Z. 7 +0.

11j. ♀ an der Oberlippe, an den Armen und Beinen; 8j. ♀ an Armen und Rücken; 12j. ♂♂, der eine hat einen Bartflaum an der Oberlippe, der andere stärkere Lanugos am Rücken; 9j. ♀♀, der eine Zwilling hat viel kürzeres Haupthaar, spärliche und kurze Lanugos, der andere außerordentlich lange, ziemlich reichliche Lanugos, besonders an Armen und Schläfen; 11j. ♀♀, die eine hat eine sehr viel stärkere Behaarung an den Unterschenkeln; 12j. ♂, reichlich Lanugo am Rücken; 14j. ♂♂, verschieden starke Lanugos an den Armen.

Die Befunde zeigen eine sehr hochgradige Abhängigkeit der Lanugobehaarung von den Erbanlagen.

Lingua dissecata. — E. Z. 12 (+)(+), 19 θθ.

Eine ausgesprochene Lingua dissecata befand sich nicht in meinem Material. Bei geringerer Furchenbildung, wie sie besonders in der Gegend der Zungenmittellinie nicht selten ist, fand ich stets weitgehende Übereinstimmung.

Ausgesprochene Lingua dissecata bei 28j. (ähnlichen) ♀♀ hat Payenneville beschrieben.

Z. Z. 1 ++, 2 (+)(+), 2 +θ, 7 (+)θ, 8 θθ.

++, bei beiden 15j. ♂♂ bestand eine starke Lingua dissecata; +θ, in beiden Fällen (12j. ♂♀ und 9j. ♂♂) war die Zunge des einen Zwillings vollständig glatt, die des anderen in dem ersten Fall hochgradig, in dem anderen in mäßigem Grade dissekiert.

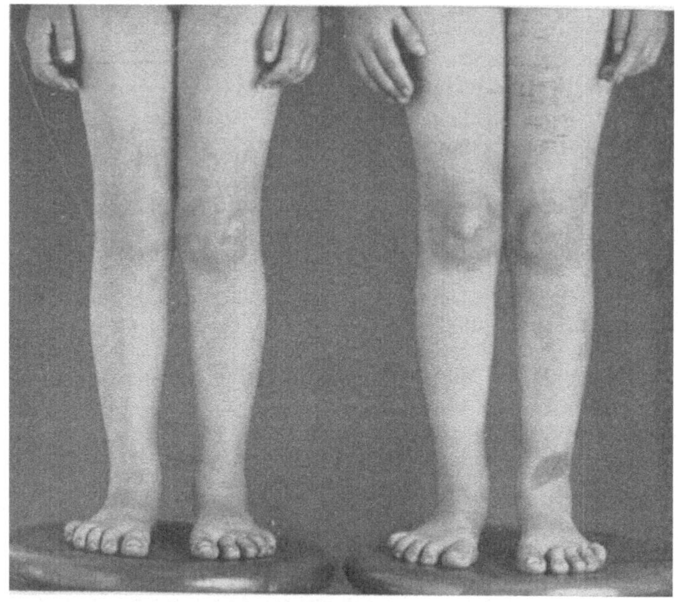

Abb. 3. Naevus elevatus pigmentosus pilosus.

Die Befunde sprechen für erbliche Bedingtheit der Furchenbildung auf der Zunge, doch fehlen noch Fälle von ausgesprochener Lingua dissecata bei eineiigen Zwillingen.

Milien. — E. Z. 4 +θ.

In 2 Fällen je 1, in den beiden anderen Fällen je 2 Milien in der Umgebung der Augen.

Die Befunde lehren, daß die (hier beobachteten) Milien nichterblich sind; das schließt natürlich nicht aus, daß es auch erbliche Formen geben kann.

Naevi chondrosi (knorpelhaltige Ohranhänge). — Z. Z. +θ.

7j. ♂♂, nur das rechte Ohr des behafteten Zwillings zeigt die Anomalie; eine Schwester soll gleichfalls einseitig behaftet sein; eine weitere Schwester und Eltern frei.

Naevi pigmentosi.

G l a t t e p i g m e n t i e r t e, e r h a b e n e p i g m e n t i e r t e (t e i l s b e h a a r t e) u n d e r h a b e n e u n p i g m e n t i e r t e Naevi. — E. Z. Unter 1783 Näevi bei 45 Zwillingspaaren bestand kein einziges Mal eine Übereinstimmung bei beiden Zwillingen bezüglich Zahl,

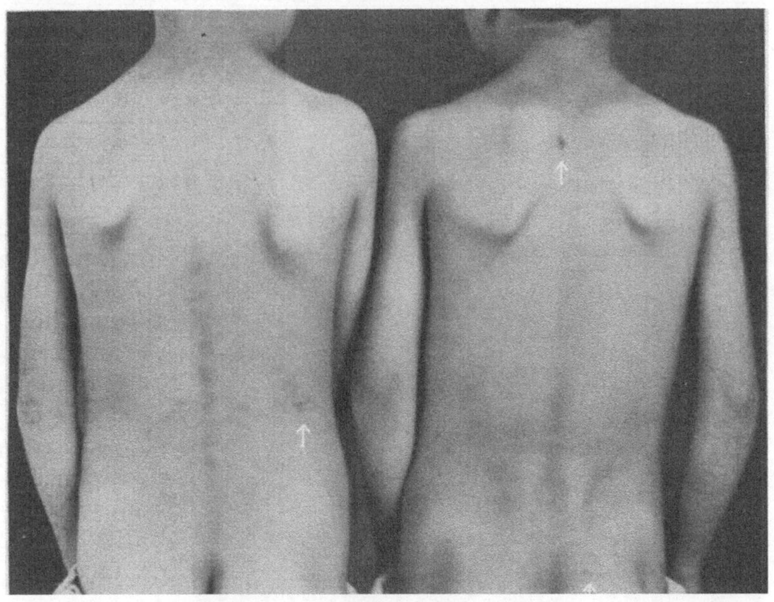

Abb. 4. Naevi pigmentosi spili.

Lokalisation oder spezieller Form der Naevi (Abb. 3 u. 4). Es bestand jedoch eine Korrelation der Naevuszahlen beider Zwillinge von 0,4 ± 0,13; sie entsprach der Korrelation der Naevuszahlen zwischen rechter und linker Körperhälfte. — WIMBERGER beschreibt eineiige Zwillinge, von denen der eine einen kleinen Pigmentfleck unter dem Kinn hatte, der andere nicht.

Z. Z. Bei 23 zweieiigen Zwillingspaaren bestand ebensowenig eine Übereinstimmung in den Naevi. Doch war die Korrelation der Naevuszahlen hier nur 0,2 ± 0,19.

Die erhaltenen Resultate waren folgende:

	Prozentzahl der Naevi des naevusärmeren Zwillings. I. Berechnungsmethode. (Als Naevuszahl des naevusreicheren Zwillings ist 100 angenommen.)	Zahl der Naevi des naevusärmeren Zwillings. II. Berechnungsmethode. (Als Naevuszahl des naevusreicheren Zwillings ist 1 angenommen.)	Korrelation der Naevuszahlen, berechnet nach BRAVAIS-PEARSON.
Eineiige Zwilllinge	73,2 ∓ 1,0	0,73 ∓ 0,17	0,4 ∓ 0,13
Rechte und linke Körperhälfte .	72,6 ∓ 1,4	0,70 ∓ 0,24	0,4 ∓ 0,12
Zweieiige Zwillinge.	56,3 ∓ 1,6	0,45 ∓ 0,27	0,20 ∓ 0,19
Gleichaltrige Nichtgeschwister .	56,3 ∓ 1,5	0,57 ∓ 0,27	0,10 ∓ 0,2
Ungleichaltrige Nichtgeschwister	49,2 ∓ 1,2	0,56 ∓ 0,24	0,0 ∓ 0,0

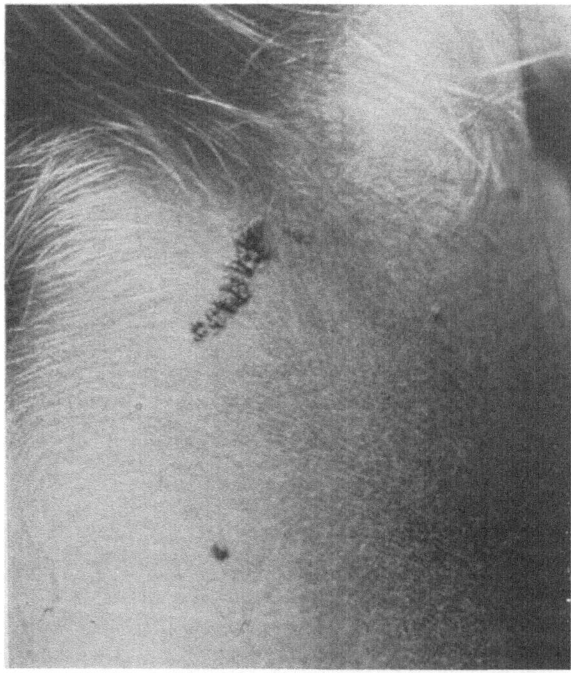

Abb. 5. Naevus linearis.

Die Befunde erlauben den Schluß, daß die gewöhnlichen pigmentierten und erhabenen unpigmentierten Muttermäler paratypischer Natur sind, daß ihnen aber eine, in ihrem Ausmaß geringe, idiotypische Disposition zugrunde liegt.

Naevus coeruleus. — E. Z. 2 +θ.

18j. ♀♀, am rechten Unterschenkel oberhalb

des Malleolus lateralis gut linsengroßer, leicht erhabener Naevus mit brauner Peripherie und blauem Zentrum. — 12j. ♂♂, auf der linken Wange bohnengroßer, leicht erhabener Pigmentnaevus von schwarzblauer Farbe.

Die Befunde beweisen die überwiegende Bedeutung nichterblicher Faktoren für die vorliegenden Fälle.

Naevi elevati non pigmentosi (sogen. Fibromata pendula). — E. Z. 1 ++, 4 +θ.

In dem ++-Fall besaß jeder Zwilling einen fast erbsengroßen, leicht pendulierenden, unpigmentierten Naevus, jedoch an verschiedenen Örtlichkeiten (an der rechten Halsseite bzw. im Nacken über der Wirbelsäule).

Naevus linearis (systematisatus). — E. Z. 1 +θ.

12j. ♀♀, wenige cm langer linienförmiger Naevus hinten an der rechten Halsseite (Abb. 5).

Die Befunde sichern die im wesentlichen nichterbliche Natur der beobachteten Naevi.

Abb. 6. Naevus depigmentosus.

Naevi depigmentosi. — E. Z. 4 +θ.

Lokalisation: 3mal auf Brust bzw. Bauch zwischen Mammilla und Nabel (Abb. 6), 1mal auf dem Rücken zwischen den Schulterblättern.

Die Naevi depigmentosi sind nichterblich bedingt.

Naevi vasculosi.

Größere solitäre Angiome. — E. Z. 3 +θ.

9j. ♂♂, Angiom seitlich vom rechten Schienbein, operativ entfernt. — 6j. ♂♂, gut bohnengroßes glattes Angiom hinter dem linken Ohr im Bereich des behaarten Kopfes. — 7j. ♀♀, handbreit unter der rechten Mammilla ein talergroßer ovaler, seit der Geburt bestehender Fleck, in dem stecknadelkopfgroße papulöse Angiome auf anämischem Grunde zu einer Gruppe angeordnet sind; also eine Kombination von Naevus vasculosus und Naevus anaemicus (Abb. 7).

Die Befunde beweisen die nichterbliche Natur der (beobachteten) Angiome.

Punktförmige bis stecknadelkopfgroße Angiömchen. — E. Z. 1 ++, 6 +θ.

In zwei Fällen bestanden bei dem behafteten Zwilling zwei Angiömchen (Augenlid und Rücken, bzw. beide am Rücken); die übrigen Angiömchen waren am Handrücken, an der Wange, am Rücken bzw. am Gesäß lokalisiert. — In dem ++-Fall hatte der eine Zwilling ein Angiömchen am Hals, der andere ein ähnliches an der rechten Schläfe; die Lokalisation war also ganz verschieden und das Zusammentreffen kann gut ein zufälliges sein. — Außerdem muß hier nochmals der Fall mit dem vaskulös-anämischen Naevus erwähnt werden; denn das angiombehaftete Mädchen hatte noch ein punktförmiges Angiömchen in der linken Ohrmuschel und einen Naevus araneus an der Nasenwurzel; die Schwester besaß nur ein stecknadelkopfgroßes Angiömchen an der Nasenspitze.

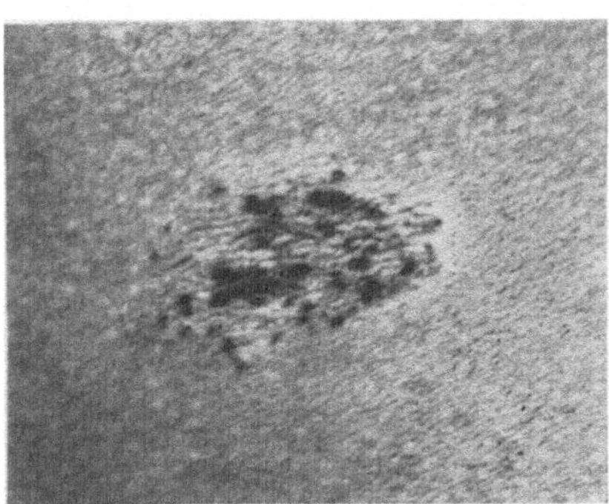

Abb. 7. Naevus vasculosus + anaemicus.

Z. Z. 11 +θ.

Lokalisation: 1 Angiömchen am Kinn, Nacken, Brust, Bauch, Rücken bzw. Unterarm; 2 Angiömchen im Gesicht (2 Fälle), am Kinn und Oberarm, am Handrücken, am Hals.

Die Befunde sprechen für Nichterblichkeit; die Frage der idiotypischen Disposition bleibt offen.

Angioma senile. — E. Z. 1 ++, 1 +θ.

21j. ♂♂, 2 Angiome auf der rechten Brustseite, beim Bruder 1 Angiom gleichfalls auf der rechten Brustseite an anderer Stelle. — 17j. ♂♂, 2 Angiome im Nacken; Bruder frei.

Die Befunde sprechen für Nichterblichkeit; weiteres Material (an älteren Zwillingen!) notwendig.

Naevus araneus. — E. Z. 1 ++, 3 +θ.

Lokalisation: 7j. ♀♀, Nasenwurzel (schon oben erwähnt); 8j. ♀♀, unter dem linken Auge und lateral vom linken Mundwinkel; 8j. ♂♂, beiderseits zwischen lateralem Augenwinkel und Ohr an fast symmetrischen Stellen, beim Bruder nur auf der rechten Seite in ganz ähnlicher Lokalisation.

Z. Z. 2 +θ.

Lokalisation: in beiden Fällen unter dem linken Auge.

Die Befunde sprechen für Nichterblichkeit; idiotypische Disposition ist nicht unwahrscheinlich.

Vgl. auch Teleangiektasien.

Narben. — E. Z. 5 ++, 16 +θ.

++, 15j. ♀♀, Narbe am Bauch bzw. an Bauch und Oberschenkel; 12j. ♀♀, disseminierte nummuläre Narben am Bauch bzw. an Bauch und Rücken; 19j. ♂♂, zahlreiche deprimierte Närbchen auf der Stirn bei beiden; 12j. ♀♀, Narbe auf dem rechten Oberlid, Schwester auf dem linken Oberlid; beide haben eine Protrusio bulbi infolge Turmschädels; 7j. ♀♀, zwei ausgestanzte Narben an der Nasenspitze bzw. Brandnarbe am Unterarm. — +θ, Narben unbekannter Herkunft am Kinn (2 Fälle), an der linken Wange, im Kreuz (2 Fälle), am linken Fußrücken nebst Hüfte, reichliche oberflächliche Närbchen im Gesicht; Atrophien und Depigmentationen am Rücken von einem früheren Ausschlag, Brandnarben an Arm und Bein, am Bauch, Rücken, Oberarmen und Oberschenkeln, Pyodermienarben im Kreuz, Operationsnarben am linken Oberschenkel (Osteomyelitis), Narbe an der Wade vom Streckverband nach einem Beinbruch, Narbe nach Zahnfistel, nach Parotitis.

Z. Z. 3 ++, 3 +θ.

++, Rücken mit oberflächlichen Närbchen bedeckt (frühere Pedikulosis?); oberflächliche Närbchen auf Wangen und Schläfen; Narbe am Oberschenkel bzw. an der Wade. — +θ, zahlreiche Närbchen auf den Wangen (14j. ♂♂), Narbe im Kreuz, Zosternarbe.

Die Befunde illustrieren, daß auch Narben, also Verletzungen, gelegentlich eine idiotypische Disposition zugrunde liegen kann (z. B. starke Exponierung der Oberlider bei Protrusio bulbi).

Onychosen. — Die Nägel besitzen bei eineiigen Zwillingen große Ähnlichkeit, differieren jedoch gelegentlich nicht unwesentlich in der Länge.

Leukonychie. — E. Z. 3 ++, 3 (+)(+), 2 +(+), 1 (+)θ.

Die Unterschiede, die ich bezüglich der Leukonychie bei E. Z. sah, hielten sich in mäßigen Grenzen. Daß trotzdem Außenfaktoren von Bedeutung sind, zeigte sich sehr schön an dem einen +(+)-Fall (19j. ♂♂); die kleinfleckige Leukonychie bestand bei dem einen Zwilling, der manikürte Nägel mit abgelöstem Nägelbändchen hatte, an allen Fingern, bei dem Bruder mit ungepflegten Nägeln in geringerer Ausdehnung nur an vier Fingern.

Z. Z. 1 (+)(+), 1 +θ, 2 (+)θ.

Die Befunde zeigen die wesentliche Bedeutung der Erbanlagen bei nicht unerheblicher Paravariabilität.

Hippokratische Nagelkrümmung. — E. Z. (+)(+).

12j. ♀♀ mit ungewöhnlich großen, leicht gekrümmten Nägeln.

Hyperkeratosis unguium. — E. Z. ++.

13j. ♀♀ mit deutlich verdickten, quergefurchten und getrübten Nägeln an beiden Großzehen.

Spricht für erbliche Bedingtheit.

Nägelknabbern. — E. Z. 1 ++, 1 +θ.

12j. ♀♀, Nägel hochgradig abgeknabbert, bei dem einen Mädchen noch stärker als bei dem anderen. — 9j. ♀♀, Nägel des einen Mädchens abgeknabbert, Nagelplatten viel kürzer, nur etwa halb so lang als bei der Schwester.

Pediculosis capitis. — E. Z. 9 ++, 1 (+)(+).

In 8 Fällen handelte es sich um ♀♀, in 2 Fällen um ♂♂. In einem Fall bestand bei beiden Zwillingen ein Kratzleukoderm im Nacken von etwa gleicher Ausdehnung.

Z. Z. 4 ++, 1 +(+), 1 +θ.

+(+), 8j. ♀♀, die weniger Behaftete trägt offenes Haar. — +θ, 16j. ♂♀, das Mädchen ist behaftet, der Knabe frei.

Psoriasis. — E. Z. 1 ++.

32j. ♀♀, bei beiden seit Kindheit bestehend, aber stets nur an Ellbogen und Knien. Eltern und zwei ältere Brüder angeblich psoriasisfrei.

Zur Beurteilung des interessanten Befundes sind weitere Beobachtungen notwendig.

Purpura pulicosa. — E. Z. 1 ++, 2 (+)(+).

Kontrollbefunde an Z. Z. wären wichtig zur Entscheidung der Frage, ob die bekannte Immunität vieler Personen gegen Flöhe erblich bedingt ist.

Pyodermien. — E. Z. 4 +θ.

Es handelte sich um Impetigo contagiosa am Arm, am Knie, am Unterschenkel bzw. an Gesicht und Unterschenkel.

Rutilismus. — E. Z. 1 ++.

5j. ♂♂ mit dunkelroten Haaren und reichlichen Epheliden. — Über 13j., sehr ähnliche Zwillinge mit roten Haaren und übermäßig viel Epheliden wird schon von Ahlfeld berichtet. — Bei Schulmädchen, die nicht rutilistisch sind (z. B. Nr. 26 der Fischerschen Haarfarbentafel), haben die Zopfenden nicht selten einen deutlich rötlichen Ton. Auch dieses Rot scheint bei E. Z. übereinzustimmen. In einem Fall sah ich allerdings bei 11j. ♀♀, daß die Haarenden des einen Zwillings eine Spur rötlicher waren; doch könnte das vielleicht damit zusammenhängen, daß das betreffende Mädchen gerade eine fieberhafte Erkrankung durchgemacht und infolgedessen ihr Haar in der letzten Woche nicht gewaschen hatte.

Scabies. — E. Z. 1 +θ.

11j. ♂♂, schlafen in verschiedenen Zimmern.

Stomatitis. — Bei Pyopagen wurde vorübergehende gemeinsame aphthöse Stomatitis beschrieben (Booth).

Striae distensae. — E. Z. 1 ++.

19j. ♂♂, übereinstimmende Striae im Kreuz und lateral von den vorderen Achselfalten. — Von den Pyopagenschwestern Blažek hatte die eine, welche geboren hatte, Schwangerschaftsstriae, die andere nicht (HÜBNER).

Spricht für das Vorhandensein einer idiotypischen Disposition; weitere Beobachtungen notwendig.

Talgdrüsenhypertrophie an der Mundschleimhaut. — E.Z. + (+).

11j. ♂♂, gelblich durchschimmernde vergrößerte Talgdrüsen an Gaumensegel und Unterlippe, bei dem einen Bruder wesentlich weniger ausgeprägt.

Teleangiektasien.

Teleangiektasien auf den Wangen. — E.Z. 10 ++, 2 +(+).

In 2 Fällen waren also die Wangenteleangiektasien bei beiden Zwillingen in verschiedenem Grade ausgeprägt. In dem einen Fall war aber der weniger behaftete Zwilling überhaupt blasser und schlechter ernährt (litt an Knochentuberkulose), in dem anderen Fall hochgradig schwerhörig (wahrscheinlich kongenitale Syphilis des inneren Ohres).

Z. Z. 1 ++, 2 (+)(+), 5 +(+), 7 +θ, 1 (+)θ.

Wangenteleangiektasien gleichen Grades sind bei Z. Z. relativ selten.

Die Befunde sprechen für erbliche Bedingtheit mit etwas Paravariabilität.

Teleangiektasien an den Mundwinkeln. — E. Z. ++.

11j. ♂♂, lateral von den Mundwinkeln, bei beiden gleich.

Teleangiektasien zwischen den Schultern. — E. Z. 5 ++, 2 +(+), 1 +θ.

+θ, 9j. ♀♀, bei dem behafteten Zwilling nur einseitig.

Z. Z. 1 +θ, 1 (+)θ.

Wahrscheinlich in hohem Maße erblich bedingt; Kontrollbefunde an Z. Z. notwendig.

Teleangiektasien an anderen Stellen. — E. Z. (+)θ.

12j. ♀♀, ganz vereinzelte, livide Teleangiektasien in der Sakralgegend.

Z. Z. 1 +(+), 4 +θ.

+(+), 16j. ♂♀, auf der Brust. — +θ, 9j. ♂♂, symmetrisch an den Oberlidern. — 14j. ♂♂, reichlich blaue Teleangiektasien an den Unterschenkeln. — 16j. ♂♀, auf der Brust, am Rippenbogen, an den Oberschenkeln und im Nacken. — 7j. ♂♂, spärlich auf der Brust, stärker am Rücken und im Kreuz; der Zwillingsbruder hat Spuren von Teleangiektasien am Rücken.

Naevus Unna (blasse Feuermale am Hinterkopf und im Nacken). — E.Z. 9 ++, 13 (+)(+), 4 +(+), 5 (+)θ, 1 +θ, 10 θθ.

(+)θ, in 2 Fällen bestand nur eine „Spur" des Unnaschen Naevus, in 2 weiteren Fällen fand sich überhaupt nur eine vereinzelte Teleangiektasie. — +θ, 15j. ♀♀, die eine hat ein deutliches glattes Feuermal, das hauptsächlich aus größeren Teleangiektasien besteht, am Hinterhaupt, die andere ist frei davon.

Z. Z. 4 ++, 3 (+)(+), 8 +(+), 5 (+)θ, 2 +θ, 6 θθ.

Die Befunde zeigen, daß bei E. Z. die Übereinstimmung eine viel größere ist als bei Z. Z. Die Erbanlagen spielen bei der Entstehung des Unnaschen Naevus also offenbar eine gewisse, wenn auch wohl nicht die allein entscheidende Rolle.

Trema (Abstand zwischen den mittleren oberen Schneidezähnen) — E. Z. 1 ++, 3 (+)(+), 4 (+)θ.

Z. Z. 3 (+)(+).

Die Befunde an den E. Z. zeigen, daß das Trema nicht ohne weiteres idiotypisch bedingt ist, sondern daß es, wenigstens in seinen geringeren Ausbildungsgraden, auch wesentlich von Außenfaktoren abhängt. Der einzige Fall, in dem ein *ausgesprochenes* Trema vorlag, zeigte allerdings beide Zwillinge in gleicher Weise befallen, was erbliche Bedingtheit sehr wahrscheinlich macht.

Trichophytie. — E. Z. 1 ++.

10j. ♀♀, vor 6 Jahren beide gleichzeitig Trichophytie des behaarten Kopfes; beide mit Röntgenstrahlen behandelt; beide haben narbige Veränderungen an der Kopfhaut und sehr dürftiges, kurzes Haar.

Tuberkulide. — ORGLER beobachtete (ähnliche?) Zwillinge mit Tuberkulose von verschiedenem Verlauf; der eine Zwilling hatte vier Hauttuberkulide.

Ulcus perforans, s. Diabetes mellitus.

Urticaria factitia. — v. DOMARUS sah sich sprechend ähnliche Zwillingsbrüder, die beide deutlichen Dermographismus hatten.

Variola. — AHLFELD berichtet über sehr ähnliche 3j. ♀♀, die früher Pocken gehabt hatten.

Venenzeichnung. — E. Z. 4 ++.

In 3 Fällen ausgesprochene, bei beiden Kindern in ihrer Intensität übereinstimmende Venenzeichnung auf der Brust, in 1 Fall auffallende Venenstränge an der Innenseite der Oberarme (7j. ♀♀).

Z. Z. 2 ++, 3 +θ.

++, Lokalisation: Brust. — +θ, im ersten Fall starke Venenzeichnung auf der Brust, im zweiten nur auf der rechten Brustseite, im dritten bleistiftdicke Venen auf der linken Halsseite.

Die Befunde sprechen für erbliche Bedingtheit.

Verrucae planae et vulgares. — E. Z. 3 ++, 6 +θ.

++, 17j. ♀♀, die eine an beiden Handrücken, die andere nur am rechten mit Verrucae planae behaftet. — 9j. ♂♂, der eine am rechten, der andere am linken Unterschenkel mit Verrucae planae behaftet. — 15j. ♀♀, die eine hat Verrucae planae am rechten Handrücken, die andere eine Verruca vulgaris ebendort. — +θ, Verrucae planae am rechten Knie, am linken Handgelenk (2 Fälle), am linken Handgelenk und Handrücken, auf der Stirn

(11 j. ♀♀), Verrucae vulgares am rechten Mittelfinger und am linken Knie (19 j. ♂♂).

Z. Z. 6 +θ.

Lokalisation: Gesicht, Stirn, rechte Hand, linke Hand, rechter Fuß und Tibia und Mittelfinger, rechter Fußrücken und linker Knöchel. In den ersten 4 Fällen handelte es sich um Verrucae planae, in den letzten beiden um Verrucae vulgares.

Verrucae seniles. — E. Z. +θ.

21 j. ♂♂, linsengroße Verruca senilis am Rücken.

Zähne.

Caries der gleichen Zähne bei eineiigen Zwillingen sah BAUER.

Embolus (Zapfenzahn). — E. Z. +θ.

Ein spitzer Zacken an der palatinalen Seite des einen oberen lateralen Schneidezahns.

Riesenwuchs. — E. Z. +θ.

Der Riesenwuchs betrifft den einen oberen Caninus.

Tuberculum Carabelli. — E. Z. 2 ++.

Symmetrisches Fehlen der oberen lateralen Schneidezähne. — E. Z. 2 ++.

Auch HANHART konnte E. Z. untersuchen, die in gleicher Weise behaftet waren.

Symmetrisches Fehlen der oberen Eckzähne. — E. Z. 2 ++.

Z. Z. 2 +θ.

Die Befunde über das Tuberculum Carabelli und über das symmetrische Fehlen von Zähnen sprechen für Erblichkeit, bedürfen aber der Erweiterung. WIMBERGER beschrieb eineiige Zwillinge, von denen der eine einen Zahn im Unterkiefer weniger hatte.

Überzählige Zähne. — Von zwei sich sehr ähnlichen weiblichen Zwillingen hatte die eine im rechten, die andere im linken Oberkiefer einen überzähligen Zahn (AHLFELD). Angeborene Zähne wurden 1 mal bei Zwillingen beobachtet, und zwar je zwei Schneidezähne (AHLFELD), 1 mal bei einer Doppelmißbildung, bei der die Oberkiefer beider Individualteile mit Zähnen voll besetzt waren (MAYER).

Vgl. auch Trema und Rachitis.

Zoster. — 11 j. ♀♀, einander sehr ähnlich, bekamen beide im Abstand von 6 Wochen nach einem fieberhaften Prodromalstadium einen Herpes zoster im 5. und 6. Intercostalraum (AHLFELD). Ich sah unter meinen Z. Z. 11 j. ♂♂, von denen einer eine Zosternarbe hatte.

5. Krankheiten der Augen und der Ohren.

Cataract. — Lusardi beobachtete angeborenen Katarakt bei einem Zwillingskind, das noch fünf behaftete Geschwister hatte; der andere Zwilling war jedoch frei (Ähnlichkeit der Zwillinge?). — Nettleship operierte wegen doppelseitigen Lamellarkataraktes einen 21j. ♂, dessen (ähnlicher?) Zwillingsbruder gesunde Augen hatte. Mutter, Geschwister und zahlreiche Verwandte des Patienten waren starkrank. — Pisenti sah drei Brüder mit Katarakt und Hydrocephalus, deren Eltern Geschwisterkinder waren; der eine der behafteten Brüder hatte eine gesunde Zwillingsschwester.

Die Befunde erlauben keinerlei Schlußfolgerung in bezug auf die Erblichkeit.

Dichromasie. — In einer von Bowditch beschriebenen Familie befanden sich (ähnliche?) Zwillingsschwestern, die von einem farbenblinden Vater abstammten und beide farbenblinde Söhne hatten, die also beide Konduktoren waren. — Der Fall von Nettleship, in dem von eineiigen Zwillingsschwestern die eine farbenblind, die andere farbentüchtig war, wurde schon auf S. 17 besprochen. Es sei dazu hier nur noch nachgetragen, daß diejenige Erklärung des Nettleshipschen Falles, welche die größte Wahrscheinlichkeit für sich hat, auf folgende Annahme hinausläuft: die Mutter der Zwillinge ist erblich gesund, die Zwillinge selbst sind heterozygot, und infolge einer Manifestationsstörung ist der eine von ihnen trotz seines weiblichen Geschlechtes manifest krank. Für diese Erklärung spricht das Freisein der relativ zahlreichen Geschwister, sowie die Analogie zu dem Fall Merzbachers, in dem gleichfalls ein rezessivgeschlechtsgebundenes Leiden (Hypoplasie der weißen Hirnsubstanz) bei zwei Schwestern auftrat, die ihrer Abstammung nach unmöglich homozygot behaftet sein konnten.

Darwinscher Höcker. — E. Z. 3 +(+).

10j. ♂♂, der eine hat links einen Darwinschen Höcker, der andere links nur eine Andeutung davon; 9j. ♀♀, die eine hat einen geringen Darwinschen Höcker rechts, die andere links. — 15j. ♀♀, auf der rechten Seite bei beiden nur angedeutet, linkes Ohr bei der einen behaftet, bei der anderen frei.

Die Befunde zeigen, daß der Darwinsche Höcker zum mindesten nicht ohne weiteres zu den erblichen Anomalien gerechnet werden kann.

Epicanthus. — Z. Z. 1 +0.

3 j. ♂♀. ♂ deutlicher Epicanthus, ♀ frei.

Farbenblindheit, s. Dichromasie.

Heterochromie. — E. Z. 3 (+)0.

5 j. ♂♂, grünblaue Iris mit gelbem Saum um die Pupille; in der rechten Iris des einen Zwillings befindet sich unterhalb der Pupille ein kleinlinsengroßer gelbbrauner Fleck. — 6 j. ♀♀, blaue Augen mit braungelbem Ring um die Pupille; der Ring ist bei dem einen Zwilling rechts etwas schwächer, links etwas stärker entwickelt als in den beiden Augen des anderen Zwillings; der Unterschied der beiden Augen soll bei der Geburt viel deutlicher gewesen sein.

Die Befunde sprechen dafür, daß es nichterbliche Heterochromieformen gibt.

Membrana pupillaris persistens. — Von WIEGMANN bei Zwillingen beobachtet.

Nystagmus. — E. Z. 1 +0.

11 j. ♂♂, der eine Zwilling hat bei normaler Refraktion und normalem Fundus einen horizontalen Nystagmus, der sich durch schiefe Kopfhaltung ausschalten läßt. Der Knabe zeigt infolgedessen eine habituell schiefe Kopfhaltung, die für die Eltern das Hauptunterscheidungsmerkmal ihrer Zwillinge darstellt; die schiefe Kopfhaltung ist schon auf den Photographien aus der Säuglingszeit nachweisbar.

KOOY beschreibt 20 j. ♀♀, bei denen der Nystagmus Teilerscheinung einer bei beiden Zwillingen vorhandenen spastischen Parese war.

Ohrform.

Impressio helicis (Rand der Ohrmuschel hinten oben eingedrückt, Helix und Antihelix an ihrem unteren Ende verwachsen). — E. Z. 2 ++, 1 (+)0.

8 j. ♂♂ und 11 j. ♀♀, symmetrisch behaftet. — 7 j. ♀♀, die eine nur linkseitig behaftet, die andere frei.

Z. Z. 2 +0.

3 j. ♂♀ und 9 j. ♂♂, symmetrisch behaftet.

Die Befunde erlauben keinen sicheren Schluß; vielleicht gibt es erbliche und nichterbliche Formen.

Stark vorspringender Antitragus. — Z. Z. 1 +0.

9 j. ♂♂, symmetrisch behaftet.

Fehlendes Ohrläppchen. — E. Z. 1 ++.

Von den Pyopagenschwestern Blažek hatte die eine nur rechts, die andere beiderseits angewachsene Ohrläppchen (HENNEBERG und STELZNER).

Z. Z. 2 +θ.

In dem einen Fall (7j. ♂♂) hat der nichtbehaftete Zwilling besonders lange, freie Ohrläppchen.

Die Befunde sind widerspruchsvoll; vielleicht besteht idiotypische Bedingtheit mit stärkerer Paravariabilität.

Ophthalmie. — TROUSSEAU hat Zwillinge mit gleichzeitiger Migräne, Zahnweh und Ophthalmie beschrieben.

Ophthalmoplegie. — HOMÉN sah eine Ophthalmoplegia externa sich nach der Geburt bei (ähnlichen?) Zwillingen entwickeln.

Otitis media. — E. Z. 2 +θ.

8j. ♂♂, beide hatten Masern, der eine im Anschluß daran Mittelohreiterung. — 12j. ♀♀, die eine soll Otitis media mit nachfolgender Schwerhörigkeit durchgemacht haben.

Eineiige Zwillinge, die beide eine Otitis acuta (und Caries der gleichen Zähne) hatten, erwähnt J. BAUER.

Tubenkatarrh. — E. Z. 2 ++, 1 +θ, 1 +(+), 1 (+)(+).

++, 10j. ♀♀, Maria: R Cerumen obturans, stark atrophisches Trommelfell, reflexlos, Hammer vollständig horizontalstehend, körperlich, dreieckiger Reflex gegen die Peripherie abgerückt. L desgl. Hörprüfung: Flüstersprache R 30 cm (9,5), L 15 cm (9). Vergrößerte Mandeln, Adenoide. Diagnose: Tubenverschluß mit atrophischem Trommelfell beiderseits. Rosina: R Trommelfell stark atrophisch, Promontorium und Nische zum runden Fenster durchscheinend, Hammer körperlich. L Trommelfell atrophisch, Hammer körperlich und horizontalstehend, dreieckiger Reflex abgeknickt. Hörprüfung: Flüstersprache R 3 cm (9), L 1 m (9). Vergrößerte Mandeln, Adenoide. Diagnose: Tubenverschluß mit atrophischem Trommelfell beiderseits.

++, 12j. ♀♀, Theres: R ausgesprochene hintere Falte, Trommelfell stark atrophisch, Hammer vollständig perspektivisch, kurzer Fortsatz körperlich, zahlreiche unregelmäßige Reflexe. L kurzer Fortsatz körperlich, im hinteren unteren Quadranten anscheinend hirsekorngroße Narbe, Hammer horizontalstehend. Hörprüfung: R 80 cm (5), L 90 cm (9 und 4); nasale Sprache. Nach Pollitzern R 3 m, L 6 m (100 nicht). Diagnose: Tubenverschluß beiderseits (infolge adenoider Vegetationen 3. Grades) mit atrophischem Trommelfell. Mathilde: R Trommelfell dunkel, Hammer körperlich, reichlich Reflex, etwas verbreitert. L Hammergriff etwas verbreitert, Trommelfell dunkel, sonst normal. Hörprüfung: R 2 m (4), L 2½ m (9); nasale Sprache. Nach Pollitzern beiderseits 6 m (100). Diagnose: Tubenverschluß beiderseits (infolge adenoider Vegetationen 3. Grades) ohne Trommelfellatrophie.

+θ, 8j. ♂♂, Ludwig: R o. B., Hörweite normal (6 m 100). L desgl. Diagnose: normaler Befund. Karl: R Trommelfell normal. L desgl. Hörprüfung: R 9 m (9), L 2 m (9 und 5). Diagnose: unbedeutender Tubenverschluß.

+(+), 16j, ♀♀, Josephine: R normal, L dreieckiger Reflex verbreitert und radiär geteilt. Hörprüfung: R 6 m und mehr (100), L desgl., etwas unsicher. Diagnose: leichte Einsenkung des Trommelfells links. Antonie: R Hammer vollständig perspektivisch, kurzer Fortsatz körperlich, dreieckiger Reflex punktförmig. L Hammer perspektivisch, dreieckiger Reflex gegen die Peripherie abgerückt. Hörprüfung: R 6 m und darüber (100), L desgl. Diagnose: beiderseits leichte Einsenkung des Trommelfells.

(+)(+), 11 j. ♂♂, Wilhelm: R Trommelfell reflexlos, Hammer horizontalstehend, körperlich. L desgl. Hörweite beiderseits normal. Diagnose: ganz leichte Einsenkungserscheinungen am Trommelfell beiderseits. Karl: R Hammer horizontalstehend, körperlich, dreieckiger Reflex punktförmig. L desgl. Hörweite beiderseits normal (6 m und darüber 100). Diagnose: ganz leichte Einsenkungserscheinungen am Trommelfell beiderseits.

Otosklerose. — Von sehr ähnlichen 13 j. ♂♂, die beide mit Wolfsrachen behaftet, Stotterer, etwas schwerhörig (Otosklerose?) und schwachsinnig waren, berichtet WOLFFSON. — VIRCHOW machte bei einer Demonstration der siamesischen Zwillinge (Xiphopagen) darauf aufmerksam, daß beide anfangen taub zu werden, und zwar der eine schneller als der andere.

Refraktionsanomalien. — E. Z. 2 + +, 1 +0 (?).

17 j. ♂♂, der eine trägt seit einem Jahr Hornbrille (schwache Myopie), der andere nicht; bei der späteren Augenuntersuchung trugen beide verschieden starke Gläser, doch bestand bei beiden eine vollkommen gleiche Myopie von — 1,5 Dioptr. — 12 j. ♀♀, die eine trägt eine Brille; angeblich ist ihr eines Auge weitsichtig, das andere kurzsichtig; die linke Augenhöhle erscheint etwas größer, der Kopf wird habituell nach vorn und rechts gehalten; es besteht häufiger Lidschlag. Augenuntersuchung aus äußeren Gründen nicht möglich.

7 j. ♂♂, beide ganz übereinstimmend beiderseits hypermetropischen Astigmatismus, Hypermetropie, monokulären konvergenten Strabismus links, (latenter) Schielwinkel etwa 20—30°, Amblyopie mittleren Grades links. Karl: am Javal R 2,5 Axe 20° ↗. Visus $^5/_{10}$ partiell + 1,5 kombin. mit cyl. + 2,5 Axe 110° $^5/_{10}$. — L 3,0 Axe 20° ↖. Visus < $^5/_{50}$ + 1,25 kombin. m. cyl. + 2,5 Axe 130° $^5/_{50}$. Wilhelm: am Javal R 2,0 Axe 20° ↗. Visus $^5/_{15}$—$^5/_{10}$ partiell + 1,0 kombin. mit cyl. + 2,0 Axe 110° idem. — L 3,0 Axe 20° ↖. Visus $^5/_{50}$ + 1,0 kombin. mit cyl. + 2,0 Axe 120° idem.

MÜNCH demonstrierte zwei eineiige Zwillingspaare: 76 j. ♂♂, jeder der Zwillinge hat ein leicht myopisches Fixierauge und ein hochgradig myopisches amblyopisches Auge mit Strabismus convergens und großem hinterem Staphylom; der myopische Bulbus sitzt jeweils in einer größeren Orbita. Bei dem einen Zwilling ist das rechte, bei dem anderen das linke Auge das Schielauge; es besteht also „Antisymmetrie". — 12 j. ♀♀, ganz ähnlicher Befund, aber Refraktionsunterschied zwischen rechts und links viel weniger groß. — GRASSL beobachtete sehr ähnliche ♂♂ mit Dementia praecox, die gleiche Kurzsichtigkeit hatten.

Retinitis albuminurica, s. Diabetes mellitus.

Strabismus. — E. Z. 1 + +. Vgl. Refraktionsanomalien.

Syphilis des inneren Ohres. — E. Z. + +.

8j. ♀♀, Befund Maria: R Trommelfell dunkel, dreieckiger Reflex gegen die Peripherie abgerückt, Hammer körperlich. R Hammer desgleichen, dreieckiger Reflex punktförmig, Membrana Shrapnelli eingesunken. R Flüstersprache 5/4 m 9, L 5/4 m 4; nach Pollitzern links Besserung auf 1 3/4 m. Hörprüfung: untere Tongrenze rechts und links C_2 (BEZOLDsche Tonreihe). a^1 vom Scheitel unbestimmt — 3 Sek.; A vom Scheitel ins rechte Ohr gehört — 12 Sek. Obere Tongrenze rechts 2,4 mm Pfeifenlänge (GALTON), links 2,6 mm. Rinne a^1 rechts + 13 Sek., links + 9 Sek. Diagnose: beiderseitiger Tubenverschluß und beiderseitige Erkrankung des inneren Ohres.

Befund Anna: R Ekzem am Gehöreingang, Trommelfell dunkel, Hammer vollständig perspektivisch, hintere Falte, dreieckiger Reflex gegen die Peripherie abgerückt. R Hammer verbreitert, dreieckiger Reflex gegen die Peripherie abgerückt, Membrana Shrapnelli stark eingesunken. Rechts Flüstersprache unsicher 7 und 4, links unsicher; nach Pollitzern auf beiden Seiten nicht besser. Mangelhafte Sprache, Sigmatismus lateralis, S-Laute schlecht. Hörprüfung: untere Tongrenze beiderseits C_2. a^1 vom Scheitel unbestimmt — 11 Sek.; A vom Scheitel — 27 Sek. Obere Tongrenze rechts 2,9 mm, links 4,5 mm. Rinne a^1 rechts + 7 Sek., links + 8 Sek. Diagnose: desgleichen. — W.-R. bei Anna und bei der Mutter θ, bei Maria nicht angestellt.

Der Befund macht trotz der negativen W.-R. eine kongenitale Syphilis sehr wahrscheinlich; bei beiden Zwillingen wäre dann der Nervus acusticus der elektive Angriffspunkt des Syphilisvirus. Einen ähnlichen Fall (kongenital syphilitische Taubheit bei drei Geschwistern) hat KAY publiziert.

Ulcus corneae. — AHLFELD berichtet über sehr ähnliche 3j. ♀♀, die beide Hornhautgeschwüre hatten. Ich sah Z. Z., von denen der eine auf dem linken Auge Hornhautnarben aufwies.

6. Krankheiten der Nerven und des Geistes.

Alkoholismus. — SCHULTES beobachtete einander ähnliche Zwillinge mit manisch-depressivem Irresein, deren Leiden mit (sekundärem) Alkoholismus kompliziert war. Zwillinge, die beide Säufer waren, werden schon von MECKEL VON HEMSBACH erwähnt. CLOUSTON und SAVAGE beschreiben äußerlich und im Charakter verschiedene Zwillinge, die beide Trinker waren und beide später an Paralyse erkrankten. Interessanterweise war einer der siamesischen Zwillinge (Xiphopagen) ausgesprochener Weintrinker, der andere nicht, was öfters zu Konflikten zwischen beiden Veranlassung gab (MILLER).

Chorea minor. — Von den Pyopagenschwestern Blažek hatte die eine mit 12 Jahren im Anschluß an einen Schreck choreatische

Zuckungen, die 13 Wochen anhielten und nach 2 Jahren noch einmal rezidivierten (HENNEBERG und STELZNER).

Dementia praecox. — Die Schizophrenie wurde, soweit ich bis jetzt feststellen konnte, 16—17 mal bei Zwillingen beschrieben. Wie bei jedem „Zwillingsirresein", so wirft sich auch hier in jedem Falle die Frage auf, ob wir es zu tun haben 1. mit einem Zwillingsirresein im engsten Sinne des Wortes, nämlich mit dem Auftreten einer Psychose bei eineiigen Zwillingen auf Grund der Erbgleichheit dieser Zwillinge, 2. mit einem induzierten Irresein („folie à deux") bei Zwillingen, oder 3. mit dem zufälligen Zusammentreffen einer familiären oder einer nichtfamiliären Psychose bei Zwillingen. Aber auch dann, wenn sich das induzierte Irresein ausschließen läßt, ist die vererbungspathologische Auswertung der in der Literatur mitgeteilten Fälle oft nur in ungenügendem Maße möglich, weil nähere Angaben über die körperliche Ähnlichkeit der Zwillinge meist fehlen. Außerdem muß man in Betracht ziehen, daß das Literaturmaterial einseitig ausgelesen ist, da Fälle, in denen beide Zwillinge erkranken, als „Zwillingsirresein" publiziert, Fälle, in denen nur einer erkrankt, als uninteressant übergangen werden. Es würde deshalb von großem Interesse sein, wenn das Krankengeschichtsmaterial größerer Anstalten auf Zwillinge durchgesehen und unter Einschluß der Fälle, in welchen nur ein Zwilling erkrankt ist, veröffentlicht würde.

Als eineiige Zwillinge mit Dementia praecox können folgende Fälle angesehen werden: GRASSL: Nicht belastete Sonderlinge, die beide auf der Schule schwer lernten, sich sprechend ähnlich waren und gleiche Kurzsichtigkeit hatten, erkrankten nach Aussage des Vaters am gleichen Tage an Wahnideen, beide hielten sich für luetisch. Der erste wurde vom Militär entlassen, kam in allen Geistesqualitäten immer mehr herab; der andere erholte sich zeitweise etwas, mußte schließlich aber auch wegen beginnender Verblödung entmündigt werden. Der Inhalt der Halluzinationen war bei beiden der gleiche. — ELMIGER: sehr ähnliche ♂♂, gleichzeitiger Beginn, übereinstimmender Verlauf, trotz räumlicher Trennung. — MAC DOWELL: Sehr ähnliche ♂♂, die, wie ihre Mutter, angeborene geistige und moralische Defekte hatten. Sie erkrankten, räumlich getrennt, im 17. bis 18. Lebensjahr an Verfolgungswahn mit periodischen Erregungszuständen, das Leiden begann bei dem einen 1 Jahr später als bei dem anderen. — MOREAU DE TOURS: Sehr ähnliche, familiär belastete ♂♂, die gleichzeitig an Verfolgungswahn und Gehörshalluzinationen gleichen Inhalts erkrankten; sie wohnten mehrere Kilometer voneinander entfernt. — SCHULTES: Körperlich ähnliche ♀♀ mit Dementia praecox, familiär belastet. — SCHULTES: Gleichfalls familiär belastete ähnliche Zwillinge mit Dementia praecox.

Weniger sicher ist die Eineiigkeit in den (mir zum Teil im Original nicht zugänglichen) Fällen von: Anonymus: Die beiden Zwillinge, Garibaldianer, bekamen le même délire, manie ambitieuse; sie antworten par une longue phrase incohérente. Diagnose Schizophrenie fraglich, eventuell liegt induziertes Irresein vor. — CAMPBELL: In räumlicher Trennung lebende ♀♀, von denen die eine mit 22 Jahren, die andere etwas später erkrankte. Bei beiden zuerst Unruhe, dann Vergiftungs- und Größenwahnideen; nur geringe Differenzen im Krankheitsbild, bei der einen mehr Dementia praecox, bei der anderen mehr Paranoia, also bei beiden Dementia paranoides. — ELMIGER: äußerlich ähnliche, im Charakter verschieden ♀♀, von denen nur eine an Dementia praecox erkrankte. — SOUKHANOFF: Dementia praecox bei erblich belasteten ♂♂. — ZINN: Die Zwillinge, deren Eltern beide geisteskrank waren, und die von Kindheit an getrennt lebten, erkrankten im Abstand von $1^1/_2$—2 Jahren an halluzinatorischer Verrücktheit (Dementia praecox?).

Dagegen sind vielleicht als zweieiig zu betrachten die Fälle von ELMIGER: (ähnliche?) ♀♀, von denen nur eine an Dementia praecox erkrankte. — ELMIGER: nicht ähnliche ♀♀, beide erkrankten, jedoch zu verschiedenen Zeiten und mit verschiedenen Symptomen. Noch 3 weitere Geschwister Dementia praecox-krank. — ELMIGER: ♂♀, erkrankten beide in verschiedenem Alter an Schizophrenien verschiedenen Charakters. — ELMIGER: ♂♀, ♀ Dementia praecox-krank, ♂ gesund. — EUPHRAT (MENDEL): Äußerlich wenig ähnliche 22j. ♀♀, die mit einem Abstand von 2 Jahren an Gehörshalluzinationen, Sinnestäuschungen und Verfolgungsideen ähnlichen Inhalts erkrankten. Ihre 48j. Mutter erkrankte 8 Tage später in gleicher Weise. Induziertes Irresein? — GÖRANSSON: 26j. ♀♀, die fast gleichzeitig psychisch erkrankten; die eine an akuter Verwirrtheit von 4monatiger Dauer, die andere an Verwirrtheit mit Stupor und katatonischen Symptomen. GÖRANSSON glaubt hier an ein zufälliges Zusammentreffen.

Durch weitere und sorgfältigere Beobachtungen in dieser Richtung ließe sich ein Urteil über die Kardinalfrage der Dementia praecox-Ätiologie gewinnen, nämlich darüber, ob die Dementia praecox in allen oder nur in einem Teil der Fälle erblich bedingt, und bis zu welchem Grade die Anlage zu dieser Psychose durch Außenfaktoren paravariabel ist.

Epilepsie. — HERRMANN beschrieb epileptische Zwillinge, bei denen die Anfälle vollkommen gleichartig auftraten und verliefen. — SAVAGE dagegen sah (zweieiige?) Zwillinge, von denen der eine an einer Psychose erkrankte, der andere an Epilepsie litt.

Vgl. Neurasthenie.

Hemiplegie. — Von den siamesischen Zwillingen (Xiphopagen) erkrankte der eine im höheren Alter an Hemiplegie mit Parese eines Beines, während der andere bis zum gemeinsamen Tode gesund blieb (MILLER).

Hysterie. — HASSE beobachtete sprechend ähnliche ♀♀ mit Melancholie, welche bei beiden eine stark hysterische Färbung hatte. — SCHULTES beschreibt unähnliche, familiär belastete ♀♀, die ganz getrennt lebten, von denen die eine hysterisch-degenerativ, die andere manisch-depressiv war. — Von den Pyopagenschwestern Judith und Helena soll die eine zeitweise an hysterischen Anfällen gelitten haben (WERTHER).

Idiotie, s. Schwachsinn.

Idiotie, mongoloide. — Von homologen Zwillingen war einer normal, der andere ein typischer Mongoloid (SIEGERT). Von Zwillingen, über deren Ähnlichkeit im Referat nichts angegeben ist, war gleichfalls nur einer behaftet (MC LEAN). Ein normales und ein mongoloides Kind wurde auch bei einem zweieiigen Zwillingspaar beobachtet (MORO).

Induziertes Irresein. — Bei Zwillingspsychosen ist die Diagnose des induzierten Irreseins oft schwer. Es besteht die Gefahr, daß man bei zusammen lebenden Zwillingen eine bloße folie à deux auch dann annimmt, wenn in Wirklichkeit eine echte folie gémellaire vorliegt. Fälle, in denen die Entscheidung schwierig oder überhaupt nicht zu treffen ist, sind mehrfach veröffentlicht.

Besonders kommen hier einige Fälle in Betracht, in denen es sich wahrscheinlich um eineiige Zwillinge handelt. BALL: Sehr ähnliche ♀♀, von denen die eine am Totenbett ihres Mannes in Anwesenheit der anderen maniakalisch wurde, zu delirieren und halluzinieren begann. 4 Tage später, beim Leichenbegängnis, verfiel auch die andere in maniakalische Delirien. Wohl induziertes Irresein. — CHATELAIN ST. BLAISE: Ähnliche, zusammenlebende ♀♀, die beim Tode des Gatten der einen gemeinsam in Melancholie verfielen und gleichzeitig wieder gesund wurden. Beim Tode des Gatten der anderen wiederholte sich die psychische Störung. — HILL: Sehr ähnliche ♀♀, von denen die eine im Anschluß an Vermögensverlust an akuter Manie (Delirien geschlechtlichen Inhalts mit Aufregungszuständen) erkrankte. Einen Monat später stellte sich bei der anderen, die durch den Zustand ihrer Schwester erschreckt und aufgeregt war, ein ganz analoges Krankheitsbild ein.

Weniger wahrscheinlich ist Eineiigkeit in den folgenden Fällen. Anonymus: s. Dementia praecox. — BAUME: Nicht belastete ♂♂, von denen einer früher vorübergehend geisteskrank gewesen war. Beide werden durch einen Diebstahl sehr aufgeregt; der eine macht einen Ertränkungsversuch und wird in die Anstalt abgeführt. Das ergreift den anderen tief; er macht einen Ertränkungsversuch an gleicher Stelle und stirbt bald nach dem Herausfischen. Der erste endet in der Anstalt durch Suizid. — LASÉGUE-FALRET: 41 j., zusammen wohnende ♀♀, die beide im Abstand von 2 Monaten an Schlaflosigkeit, Verfolgungsideen und Todesgedanken erkranken; sie halluzinieren gemeinsam und machen beide einen ungeschickten Suizidversuch. — MORAVCSIK: Familiär belastete ♀♀, die kurz hintereinander an akuter Manie erkranken; die Ersterkrankte wird von der anderen einige Tage gepflegt, später werden beide als geheilt entlassen.

Als zweieiig ist der Fall von VAN DEVENTER zu betrachten: Äußerlich sehr verschiedene, meist getrennt lebende ♀♀, die im gleichen Lebensjahr ohne besondere Veranlassung an Erotomanie mit Halluzinationen und Verfolgungsideen erkrankten.

Kretinismus, s. S. 73.

Linkshändigkeit (Rechtshirnigkeit). — E. Z. 1 +(+), 9 +θ, 41 θθ.

In dem +(+)-Fall bestand bei dem einen Zwilling eine ziemlich ausgesprochene, bei dem anderen eine nur gering differenzierte Linkshändigkeit.

Identische Zwillingspaare, von denen der eine Zwilling rechts-, der andere linkshändig war, wurden auch schon von JORDAN bekannt gemacht, anscheinend ohne daß der Autor aus diesen

Befunden die vererbungsbiologischen Folgerungen zog (Originalarbeit nicht zugänglich). Sehr interessant ist, daß auch von den Pyopagenschwestern Blažek die eine leichte Linkserin war; sie nähte wenigstens links und hatte zuerst auch links schreiben gelernt; später führte sie Feder, Löffel und Gabel rechts (HENNEBERG und STELZNER).

Z. Z. 2 ++, 13 +θ, 16 θθ.

Die Befunde beweisen — im Gegensatz zu den Arbeiten von HEILIG, JORDAN, REDLICH, STEINER, STIER — nichterbliche Bedingtheit. Trotzdem ist es freilich möglich und sogar wahrscheinlich, daß eine gewisse erblich fixierte Disposition zur Rechtshändigkeit existiert; der einzelne Linkser verdankt aber seine Anomalie nicht dem Fehlen dieser allgemeinen Disposition, sondern in entscheidender Weise irgendwelchen unbekannten Außenfaktoren.

Littlesche Krankheit (cerebrale Kinderlähmung). — Das Leiden wurde einmal bei beiden ♀♀ beobachtet (JACOBSOHN), das andere Mal bei einem Mädchen, dessen Zwillingsschwester frei war (KOSCHEWNIKOFF). Ob Anhaltspunkte für Eineiigkeit vorlagen, ist mir infolge der Unzugänglichkeit der Originalarbeiten nicht bekannt.

Manisch-depressives Irresein. — Vgl. auch Melancholie.

Um eineiige Zwillinge handelt es sich wahrscheinlich in folgenden Fällen. HERFELDT: Nicht belastete, getrennt lebende ♂♂, die seit dem 30. Lebensjahr an periodischem maniakalischem Irresein litten; die Rezidive traten nicht immer gleichzeitig auf. — SCHULTES: Einander ähnliche, typische Zirkuläre; bei Beginn des Leidens räumlich getrennt, die einzelnen Phasen fielen nicht zusammen. — SCHULTES: Ähnliche Zwillinge, manisch-depressives Irresein mit sekundärem Alkoholismus. Zwischen den Zwillingen fand kein naher Verkehr statt; die Zeit des Krankheitsbeginns lag in beiden Fällen weit auseinander; das Leiden stellte sich bei dem einen Zwilling nach Nephritis, bei dem anderen nach einem Trauma ein. — SCHÜTZ: Nicht belastete ♀♀, die getrennt voneinander lebten, sich im Charakter sehr ähnlich waren. Bei beiden wechselten Perioden von Manie mit Melancholie ab; das melancholische Stadium war bei der einen weniger ausgesprochen. Die Anfälle fielen bei beiden in verschiedene Zeiten, waren also nicht induziert. — WENDT: Sprechend ähnliche ♀♀, beide von Hause aus beschränkt, erkrankten Mitte der Zwanziger an leichter Manie von ganz analogem Charakter.

Fraglich ist die Eineiigkeit in dem Falle von MARRO: Weibliche Zwillinge mit zirkulärem Irresein; Beginn des Leidens im 22. Lebensjahr. Vater Potator.

Offenbar zweieiig war das von SCHULTES beschriebene, äußerlich unähnliche Zwillingspaar, dessen einer Zwilling manisch-depressiv war, während der andere an einer hysterisch-degenerativen Psychose erkrankte.

Melancholie. — Als eineiige Zwillinge kommen in Betracht: HASSE: Sich sprechend ähnliche 26j. ♀♀, die beide an Melancholie mit hochgradiger Angst und intensivem Selbstmorddrang erkrankten; bei beiden zeigte das Leiden eine stark hysterische Färbung. Die eine war verheiratet; sie erkrankte 6 Jahre früher als ihre Schwester. Die Mutter der Zwillinge litt an schwerer Melancholie. — SAVAGE: Sehr ähnliche, nicht belastete ♀♀, die kurz hintereinander an Melancholie mit Stupor erkrankten; nach Trennung der Schwestern gleicher weiterer Krankheitsverlauf.

Weniger sicher ist Eineiigkeit in den Fällen von: HERFELDT: ♀♀, von denen die eine im Anschluß an die Trennung von ihren Angehörigen, die andere 3 Jahre später nach körperlicher Anstrengung an Melancholie erkrankte. — MARRO: Die eine der ♀♀ erkrankte im 34. Lebensjahr nach dem Tode ihrer Tochter an schwerer Melancholie mit Teufelsvisionen und Parästhesien, bei der anderen entwickelte sich 1 Jahr später im Anschluß an eine länger dauernde Darmaffektion ein ganz ähnliches Krankheitsbild. — MICKLE: Zwillingsschwestern, von denen die eine in England, die andere in Amerika lebte. Die erste erkrankte mit 29, die andere mit 41 Jahren; bei beiden handelte es sich um eine Melancholie mit religiösen Ideen und vielen Selbstmordversuchen. — RUSH: Erblich belastete ♂♂, die beide an Suizid starben; zwei Schwestern der Zwillinge litten gleichfalls an Melancholie mit Suicidtendenz. — KELZ: Zwei Zwillingsschwestern, ein Bruder und eine weitere Schwester litten an Melancholie mit tödlichem Ausgang.

Migräne. — Gleichzeitige Migräne bei (ähnlichen?) Zwillingen hat TROUSSEAU beobachtet. — Ich selbst sah eineiige Zwillinge (12j. ♂♂), von denen der eine seit einer durch Sturz erlittenen Gehirnerschütterung viel an Kopfschmerzen litt.

Mikrocephalie. — Männliche Zwillinge mit Mikrocephalie wurden von VAN DEVENTER beschrieben.

Mongolismus, s. Idiotie, mongoloide.

Neuralgie. — Von den Pyopagenschwestern Blažek litt die eine oft an Neuralgien, die andere nicht (MILLER).

Neurasthenie. — E. Z. 1 ++, 1 +(+).

7 j. ♀♀, sollen beide nervös und leicht aufgeregt sein; 31 j. ♀♀, die eine ist angeblich nervenleidend, die andere auch nervös; genaue Befunde konnten nicht erhoben werden.

Z. Z. 1 +-θ.

8 j. ♂♂, der eine soll sehr nervös sein, der andere ruhig; der erstere hatte vor 2 und 3 Jahren je einen Nervenanfall mit Zungenbiß (Epilepsie?).

Paralyse, progressive. — Zwei äußerlich und im Charakter verschiedene ♂♂, die aber beide Trinker und sexuell sehr ausschweifend waren, erkrankten fast zu gleicher Zeit an progressiver Paralyse und starben beide im 39. Lebensjahre (CLOUSTON und SAVAGE).

Paranoia. — Vgl. Dementia praecox bzw. Dementia paranoides. Um eineiige Zwillinge handelte es sich wahrscheinlich in den Fällen von: OSTERMAYER: Einander sehr ähnliche ♂♂, von denen der eine an Verfolgungswahn und Sinnestäuschungen, schließlich an Aufregungszuständen mit Verwirrtheit erkrankte. Der andere versuchte anfangs seinen Bruder zu beschwichtigen, wurde aber dann selbst von Vergiftungswahn und Sinnestäuschungen besessen; nach Trennung von seinem Bruder baute er das Wahnsystem weiter aus. Induziertes Irresein läßt sich hier nicht sicher ausschließen. — SCHÜTZ: Sehr ähnliche ♀♀, die beide im Abstand von 2 Jahren an chronischer Paranoia mit auffallend gleichen Wahnvorstellungen, mit Systematisierung und Sinnestäuschungen erkrankten. Seit Beginn des Leidens bei der zuerst erkrankten Schwester lebten beide getrennt. — Vgl. auch den Fall von CAMPBELL (S. 62).

Parese, spastische. — Ein 8 j. Zwillingspaar mit angeborener spastischer Paraparese der Beine wurde von STIEFLER demonstriert. — 20 j. ♀♀ mit spastischer Parese, Nystagmus, Tremor und Schwachsinn beschrieb KOOY.

Schwachsinn. — Es ist zweifellos, daß für die geistige Begabung die Erbanlagen von ausschlaggebender Bedeutung sind. Daß die von mir untersuchten E. Z. nur unbedeutende Unterschiede in ihren Schulleistungen aufwiesen, wurde schon auf

S. 31 mit Daten belegt. In einem Falle waren beide Schwestern ausgesprochen debil, so daß sie gemeinsam die Hilfsschule besuchen mußten. In gewissen Grenzen sind aber auch bei eineiigen Zwillingen Begabungsunterschiede festzustellen, in einzelnen Fällen können sogar erheblichere Differenzen auftreten. Selbst Doppelmißbildungen können verschieden hohe Begabung zeigen, wie es bei den Pyopagenschwestern Blažek der Fall war; hier war die eine sexuell veranlagt, geschäftstüchtig und gewandt, geistig das Haupt der Familie, die andere dagegen wenig interessiert und energieloser; allerdings werden beide als unterdurchschnittlich intelligent bezeichnet (HÜBNER). Einen Fall, in dem sich männliche Zwillinge übereinstimmend durch ungewöhnliche Begabung hervortaten, hat PEARSON mitgeteilt.

Über schwachsinnige Zwillinge berichten: HERFELDT: Sehr ähnliche ♀♀, beide imbezill. — MICKLE: Erblich belastete ♂♂, die von Jugend auf dement sind; der eine hat zeitweilig Wutausbrüche (Ähnlichkeit?). — WENDT: Körperlich sprechend ähnliche, an leichter Manie erkrankte ♀♀, die von Hause aus beschränkt waren. — WOLFFSON: Sehr ähnliche 13j. ♀♀ mit Wolfsrachen; beide stottern, sind schwachsinnig und etwas schwerhörig. — Schwachsinn, kombiniert mit spastischer Parese und Nystagmus sah KOOY bei 20j. ♀♀.

Sprachstörungen. — Auch die Stimme und die Sprache zeigen bei E. Z. einen hohen Grad von Übereinstimmung. Nur zweimal (5j. ♂♂ und 15j. ♀♀) erhielt ich von der Mutter die Angabe, daß die Stimme ihrer Kinder etwas verschieden sei; ich selbst konnte bei grober Prüfung solche Unterschiede nicht feststellen. In einem anderen Falle (15j. ♀♀) erfuhr ich, daß die Stimme früher verschieden gewesen, in den letzten Jahren aber gleich geworden sei. Nasalen Beiklang zur Sprache traf ich bei E. Z. mehrfach übereinstimmend an (vgl. adenoide Vegetationen). Die gleiche Beobachtung hat OSTERMAYER bei sehr ähnlichen ♂♂ gemacht, die beide an Paranoia erkrankten.

Sprachstörungen werden manchmal in auffälliger Übereinstimmung bei E. Z. angetroffen. WOLFFSON z. B. untersuchte E. Z., die beide Stotterer waren, ebenso HANHART. Das spricht für erbliche Bedingtheit. Daß aber auch Sprachstörungen nicht selten sind, bei denen Außenfaktoren die entscheidende Rolle spielen, zeigen die +0-Fälle, die ich mehrfach beobachten konnte.

Von 8 j. ♀♀ litt die eine, die fast taub war (wahrscheinlich Syphilis des inneren Ohres), an Sigmatismus lateralis, während die andere bei nur geringgradiger Schwerhörigkeit eine normale Aussprache hatte. Unter 8 E. Z. mit einem rechts- und einem linkshändigen Zwilling ließ sich in 4 Fällen leichtes oder stärkeres Stottern des linkshändigen Kindes (zum Teil nur vorübergehend während der Zeit des Schulbeginns) feststellen; in dem einen Fall (12 j. ♀♀) soll allerdings das stotternde Kind zugleich etwas schwerhörig gewesen sein, was auf eine alte Otitis media zurückgeführt wurde. In einem 5. Fall (11 j. ♀♀) hatten nach Angabe der Mutter beide Kinder bis zum 5.—6. Lebensjahre gestottert, die linkshändige aber besonders stark.

Die Befunde zeigen, daß es neben den erblich bedingten Sprachstörungen offenbar auch solche gibt, die sich nicht auf besondere Erbanlagen zurückführen lassen, die also im wesentlichen paratypischer Natur sind. Das gilt besonders für solche Sprachstörungen, die als Folge von Schwerhörigkeit aufgefaßt werden können, sowie für das Stottern, welches in noch nicht geklärter funktioneller Beziehung zur Linkshändigkeit steht.

Tremor. — Sehr ähnliche ♂♂ mit Tremor der Hände beschrieb v. DOMARUS. — Als Teilerscheinung bei spastischer Parese wurden Tremor und Nystagmus bei Zwillingsschwestern von KOOY beobachtet.

7. Krankheiten der inneren Organe, des Blutes und des Stoffwechsels.

Adenoide Vegetationen. — E. Z. 4 ++, 1 ((+))~~0~~.

11 j. ♂♂, bei dem einen Adenoide vor kurzem operiert, bei dem anderen Adenoide 3. Grades, Operation empfohlen — 10 j. ♀♀, stark vergrößerte Mandeln und Adenoide 3. Grades bei beiden; beide haben typisch adenoide Gesichter, schnarchende Atmung, nasale Sprache. Operation angeraten — 12 j. ♀♀, Tonsillarhypertrophie und Adenoide 3. Grades bei beiden. — 8 j. ♂♂, Adenoide 3. Grades bei beiden. — 19 j. ♀♀, bei der einen leichte Tonsillarhypertrophie und adenoides Polster, bei der anderen leichte Tonsillarhypertrophie, jedoch kein adenoides Polster.

Die Befunde sprechen für eine erhebliche Bedeutung der Erbanlagen, doch sind noch Kontrollen an Z. Z. nötig.

Alkaptonurie. — Eineiige, familiär belastete Zwillinge, die beide (oder nur einer?) mit Alkaptonurie behaftet waren, sah PICK.

Anämie. — E. Z. 1 ++, 1 +~~0~~.

12 j. ♀♀, beide sehr blaß. — 12 j. ♀♀, die eine der beiden Mädchen ist anämisch und sieht elend aus; sie ist seit 1 Jahr magenleidend (s. Gastroptose).

Schon AHLFELD beobachtete ähnliche ♂♂, die beide sehr anämisch waren; beide litten an Brechdurchfall. — ORGLERS Befunde, nach denen die Anämie bald bei beiden Zwillingen, bald nur bei einem angetroffen wird, sind nicht zu verwerten, da der Autor sich nicht bemühte, die ähnlichen von den nichtähnlichen Zwillingen zu trennen.

Appendicitis. — E. Z. 1 + ⊖.

9j. ♀♀, die eine hat vor Jahren eine Appendicitis durchgemacht; wurde nicht operiert.

Z. Z. 1 + ⊖.

9j. ♂♀, der ♂ leidet zeitweise an Blinddarmreizungen.

Asthenie. — Im Knochenbau sind sich E. Z. meist sehr ähnlich. Doch gibt es auch hier Ausnahmen. Von 12j. ♀♀ war die eine deutlich asthenisch (graziler Knochenbau, geringe Entwicklung der Muskulatur, schmaler Thorax, kleines Tropfenherz), sie litt an Magenbeschwerden (vgl. Gastroptose); die andere war magengesund, sah wesentlich kräftiger aus, eine genauere interne Untersuchung war leider bei ihr nicht möglich. Unter Z. Z. fand ich bei 11j. ♂♂ den einen Knaben ausgesprochen asthenisch, den anderen kräftig gebaut.

Asthma. — E. Z. 1 + ⊖.

16j. ♀♀, die eine leidet seit Jahren an immer rezidivierendem Schnupfen und typischen asthmatischen Anfällen; wurde mehrfach ärztlich behandelt (Jodpräparate), worauf in letzter Zeit Besserung eintrat. Blutuntersuchung verweigert. Vgl. Rhinitis. Die andere, etwas größere und kräftigere Schwester war immer vollkommen gesund. Lungenbefund: bei der ersten Schwester vereinzeltes Giemen und bronchitische Geräusche über der ganzen Lunge, bei der anderen normales Atmen ohne Nebengeräusche.

Im Gegensatz hierzu beobachteten TROUSSEAU und SIEGEL je ein Zwillingsbrüderpaar, in denen beide Brüder an Asthma litten. Die Anfälle pflegten bei beiden Brüdern gleichzeitig aufzutreten. SIEGEL berichtet, wie der eine Bruder, während er vom Anfall befallen im Bette aufsitzt, bereits das Pfeifen in der Brust seines noch schlafenden Bruders hört.

Barlowsche Krankheit. — Zwillinge, von denen einer behaftet, der andere frei war, erwähnt ORGLER. Ähnlichkeit?

Bronchitis. — Die Pyopagen von Brighton hatten einmal gemeinsam Bronchitis, während welcher das eine Kind recht verdrießlich war, während sich das andere nicht daran kehrte (BOOTH).

Cirrhosis hepatis. — Von 60j. ♂♂, die beide Vergolder und Säufer waren, starb der eine laut Obduktionsbefund an Lebercirrhose; der andere soll an einem anderen Orte angeblich in der gleichen Stunde an demselben Leiden gestorben sein (MECKEL VON HEMSBACH).

Craniotabes. — Angeborene Erweichung der Knochen des Schädeldaches sah MILLER bei (ähnlichen?) Zwillingen. In dem Falle GÄDECHENS hatte der eine Zwilling angeborene Craniotabes, der andere akquirierte sie gleich nach der Geburt.

Diabetes mellitus. — Außerordentlich ähnliche 60j. ♂♂ in ganz verschiedenen Lebensverhältnissen (der eine unverheiratet), erkrankten zu gleicher Zeit an Parästhesien der Beine mit großer psychischer Erregbarkeit, Ulcus perforans der einen Zehe, Diabetes, gleicher Sehstörung durch Retinitis albuminurica, und starben an Urämie mit einem Zeitunterschied von wenigen Wochen (MICHAELIS). In einem anderen Fall erkrankten sehr ähnliche ♂♂ in höherem Alter an Diabetes und starben daran mit einem Zwischenraum von wenigen Jahren unter den gleichen Herzkomplikationen (v. MÜLLER).

Diphtherie. — E. Z. 3 ++.

In dem einen Fall (8j. ♂♂) hatten beide Kinder Nasendiphtherie gehabt, in einem anderen (11j. ♂♂) gaben die Eltern an, daß die Krankheit bei dem einen Knaben erheblich schwerer verlaufen sei.

Z. Z. 2 ++, 1 +0.

Eine Nasenrachendiphtherie mit phlegmonöser, von Vulva bis Nabel reichender Hautdiphtherie beschrieb WEBER bei neugeborenen ♀♀; das eine Mädchen starb an dem Leiden. — Ob die Angabe richtig ist, daß die eine der Pyopagenschwestern Blažek mit 12 Jahren Diphtherie gehabt hat (8 Tage Fieber mit Delirien), während die andere gesund blieb (HENNEBERG und STELZNER), läßt sich nicht feststellen.

Endocarditis. — SACHS beobachtete drei Kinder (Bruder und Zwillingsschwestern) mit kongenitaler Mitralstenose.

Enteritis. — E. Z. 2 ++.

In einem Fall gab die Mutter an, daß beide Mädchen in den ersten 7 Lebensmonaten gebrochen haben; in dem anderen hatten beide Schwestern mit $^3/_4$ Jahren Brechdurchfall gehabt, der aber bei der einen schlimmer gewesen sein soll.

Gemeinsamen Brechdurchfall sah schon AHLFELD bei neugeborenen, brusternährten ♂♂, die auch beide am gleichen Tage daran starben. — Ausgesprochenen Milchnährschaden mit Erbrechen und Untertemperaturen beschrieb ROHR; die beiden sprechend ähnlichen Kinder hatten dabei gleiche Temperatur- und Gewichtskurven. — 12j., eineiige ♂♂ mit chronischen, offenbar nervösen Digestionsstörungen sah COCKAYNE. — Die Pyopagenschwestern Judith und Helena sollen dagegen Katarrhe und Koliken unabhängig voneinander gehabt haben (WERTHER), und auch von den Pyopagenschwestern Blažek hatte die eine mit 4 Jahren Darmkatarrh mit Diarrhoe, während die andere gesund blieb (HENNEBERG und STELZNER).

Enuresis nocturna. — E. Z. 2 ++, 1 +θ.

10j. ♀♀, beide noch gelegentlich Bettnässen. — 12j. ♀♀, beide sehr schwach begabt, bis jetzt noch starke Bettnässer. — 8j. ♂♂, der eine nach Angabe der Mutter bis zum 8. Jahr Bettnässer, während der andere nicht behaftet sein soll.

Z. Z. 1 +θ.

12j. ♂♂, der eine Bettnässer, zuweilen bis heute, der andere frei.

Gastritis. — Sehr ähnliche ♀♀ hatten gleichzeitig Magenkatarrh, danach Ikterus (AHLFELD).

Gastroptose. — E. Z. 1 + θ.

12j. ♀♀, die eine sieht im Gegensatz zur Schwester blaß und elend aus, ist magerer, leidet seit 1 Jahr an Magenbeschwerden, steht ebenso lange in ärztlicher Behandlung. Röntgenologisch: Gastroptose mit mäßiger Ektasie des Magens. Verminderung des Salzsäuregehalts, Gesamtacidität 12,0. Die gesund aussehende, beschwerdefreie Schwester ließ sich nicht genauer untersuchen.

Hämophilie. — Männliche Zwillinge, die beide Bluter waren, wurden beschrieben von FISCHER, GOULD und v. MANTEUFFEL, solche, von denen einer behaftet, der andere frei war, von SADLER (K. H. BAUER). Ähnlichkeit?

Hämorrhagische Diathesen. — Eineiige kretinische Zwillinge, die beide an Menorrhagien litten, sah HANHART. — VOGT beobachtete eine Mutter und drei Schwestern, darunter (ähnliche?) Zwillinge, die sämtlich bis zum 6. Monat ihrer Gravidität noch Menstruationen hatten.

Hemiatrophia facialis. — E. Z. 1 +θ.

8j. ♂♂, der eine Knabe hat eine Gesichtsasymmetrie, mäßige rechtsseitige Hemiatrophia facialis mit Abrichtung der Nase nach rechts; auch der Gaumen zeigt Abweichung nach rechts.

Icterus. — E. Z. 1 +θ.

8j. ♀♀, die eine hatte vor 1 Jahre Gelbsucht.

Z. Z. 1 +θ.

9j. ♂♀, ♀ früher Gelbsucht.

AHLFELD sah sehr ähnliche ♀♀, die gleichzeitig Magenkatarrh und im Anschluß daran Icterus bekamen, der bei beiden die gleiche Anzahl von Tagen anhielt.

Icterus neonatorum. — Von MILLER in übereinstimmender Weise bei drei Paaren von (ähnlichen?) Zwillingen beobachtet.

Influenza. — E. Z. 3 ++.

Die Zwillinge wurden in beiden Fällen von der Grippe gleichzeitig befallen; in einem Fall (14 j. ♀♀) litt die eine während der Grippe an wiederholtem Nasenbluten, die andere nicht; in einem anderen (12 j. ♀♀) bestand gleichzeitig Grippepneumonie bei beiden Zwillingen.

Von den brasilianischen Xiphopagenschwestern erkrankte eine an einer influenzaartigen Krankheit, während die andere frei blieb (Werther).

Kretinismus. — Hanhart beobachtete eineiige Zwillinge mit großen insuffizienten Strumen und Menorrhagien.

Kropf, s. Struma.

Leukämie. — $1\frac{1}{2}$ j. (ähnliche?) ♀♀ erkrankten gleichzeitig an lienaler Leukämie mit tödlichem Ausgang (Senator).

Malaria. — Z. Z. 16 j. ♂♀, ♀ hatte früher Malaria. — Von den Pyopagen Judith und Helena soll die eine Malaria gehabt haben, während die andere gesund blieb (Werther); andere Pyopagenschwestern wurden beide von Intermittens befallen (Virchow).

Melaena neonatorum. — Zwillinge erkrankten innerhalb der ersten Lebenstage und genasen (Rilliet et Barthez).

Morbili. — E. Z. 13 ++.

8 j. ♂♂, der eine bekam nach dem Exanthem eine Otitis media, der andere nicht.

Z. Z. 7 ++.

Myxödem. — Schick demonstrierte einen Zwilling mit Myxödem; der andere (ähnliche?) Zwilling war gesund.

Nephritis. — Sehr ähnliche Zwillinge erkrankten fast gleichzeitig an Nierenentzündung (Galton). Vgl. auch den Fall von chronischer Nephropathie mit Diabetes bei Zwillingen von Michaelis (S. 71).

Obstipation. — Von den englischen Pyopagenschwestern hatte die eine leichten Stuhlgang, während die andere eher verstopft war; die eine von ihnen litt auch häufig an kolikartigen Beschwerden (Booth).

Pancreatitis. — E. Z. 1 +0.

Von sprechend ähnlichen ♂♂ meiner Beobachtung starb der eine im Alter von etwa 35 Jahren nach jahrelangem Leiden an chronischer Pankreasvereiterung, während der andere noch 15 Jahre später sich voller Gesundheit erfreut.

Parotitis. — E. Z. 1 ++, 1 +0.

++, 15 j. ♀♀; +0, 8 j. ♀♀, nach der Parotitis stellte sich nach Aussage der Mutter ein Absceß im Leib ein; der Eiter soll sich am Nabel entleert haben.

Z. Z. 1 ++ (12j. ♂♀).

Pertussis. — E. Z. 4 ++.

Z. Z. 4 ++.

In einem Fall (7j ♂♂) verlief der Keuchhusten bei beiden, damals $5^1/_2$ Jahr alten Knaben besonders leicht.

Schon AHLFELD beobachtete sehr ähnliche 3j. ♀♀, die beide von Keuchhusten mit anschließender Lungenerkrankung befallen wurden; die eine starb an Pneumonie, die andere wurde mit Lungentuberkulose aus der Klinik entlassen.

Phosphaturie. — Sprechend ähnliche ♂♂ mit episodisch auftretender Calcariurie und gleichzeitig vermehrter Phosphorausscheidung bei verminderter Kalkausscheidung durch den Darm (v. DOMARUS).

Pleuritis. — Sowohl von den Pyopagen Judith und Helena (WERTHER), wie von den Pyopagenschwestern Blažek (MILLER) hatte die eine eine Pleuritis durchgemacht, die andere nicht. Vgl. auch Tuberculosis pulmonum.

Pneumonie. — E. Z. 2 ++, 5 +θ.

In den ++-Fällen handelte es sich einmal um eine Grippepneumonie.

Z. Z. 1 +(+), 2 +θ.

+(+), 16j. ♂♀, ♂ hat angeblich 4mal, ♀ 1mal Pneumonie gehabt; +θ, in dem einen Fall hatte der eine Zwilling 2mal Pneumonie.

AHLFELD sah sehr ähnliche 13j. ♂♂ beide im Verlaufe zweier Tage unter Schüttelfrost an Pneumonie erkranken; beide genasen. — v. SZONTAGH sah sogar ein Zwillingspaar „sozusagen in ein und derselben Stunde" an kruppöser Pneumonie erkranken. — Zwillinge, die zu gleicher Zeit eine Bronchopneumonie bekamen und beide wieder gesund wurden, beschreibt GÄDECHEN. — Dagegen schloß sich bei sehr ähnlichen 3j. ♀♀ an einen gemeinsam durchgemachten Keuchhusten nur bei einem eine Pneumonie an, der er erlag, bei dem anderen eine Lungentuberkulose (AHLFELD). — Von den siamesischen Xiphopagen bekam der eine nach vorher durchgemachter Apoplexie eine Pneumonie und starb daran; der andere starb bald darauf unter Vertaubung der Glieder, Asthma und Dispnoe (MILLER). — Vgl. auch Hydrocephalus.

Polypen der Nase. — E. Z. 1 ++, 1 +θ.

19j. ♂♂, wurden früher beide wegen Polypen in Narkose behandelt; der eine hörte damals schlecht. — 8j. ♂♂, bei beiden Deviatio septi nach links, bei dem einen ein Polyp im rechten mittleren Nasengang.

Z. Z. 1 +θ.

8j. ♂♂, dem einen wurden früher Polypen entfernt.

Rhinitis. — E. Z. 6 ++, 1 +θ.

+θ, 16j. ♂♂, die eine leidet nach ihren Angaben dauernd an Schnupfen, die andere nicht. Befund bei der ersten: weite Nase mit leicht atrophischer Schleimhaut, beiderseits Sekret. Diagnose: Rhinitis chronica, der Befund macht den Eindruck einer beginnenden Ozaena. Schwester: Nasenbefund ohne Besonderheiten. Die an Rhinitis leidende Schwester hat gleichzeitig Asthma (s. S. 70).

Z. Z. 3 +θ.

Die Befunde sprechen dafür, daß in der Mehrzahl der Fälle eine erbliche Disposition eine entschiedene Rolle spielt, daß es aber auch paratypische Rhinitisformen gibt.

Scarlatina. — E. Z. 1 ++.

Z. Z. 1 +θ.

14j. ♂♂, der eine erkrankte gleichzeitig mit einer Schwester an Scharlach, der andere blieb gesund, trotzdem er mit seinem Zwillingsbruder das gleiche Schlafzimmer bewohnt.

Nettleship berichtet über eineiige ♀♀, von denen die eine mit $7^{1}/_{2}$ Jahren eine „mild attack of scarlet" gehabt haben soll, die andere nicht, „although they had never been separated". „The scarlet fever was the cause of their first separation."

Situs viscerum inversus. — Sehr ähnliche ♂♂ (Rekruten), die beide Situs viscerum inversus hatten, wurden von Reinhardt beschrieben. Dagegen war von den (ähnlichen?) Zwillingen, die Miller sah, nur der eine behaftet. Bei Doppelbildungen scheint ein Situs inversus der rechts gelegenen Frucht zuweilen vorzukommen (Schwalbe, Bing).

Spasmophilie. — Laryngospasmus, Facialisphänomen und elektrische Übererregkarkeit traf Orgler zweimal bei (ähnlichen?) Zwillingen an, deren Zwillingsgeschwister frei waren.

Struma. — E. Z. 16 ++, 1 +(+), 22 (+)(+), 2 θθ.

Unter + verstehe ich hier eine mit dem Auge erkennbare Struma, unter (+) eine palpable, unter θ eine nicht palpable Thyreoidea. Unter den ++-Fällen waren mehrere, in denen der Grad der Ausbildung des Kropfes in mäßigen Grenzen differierte. In einem Fall (15j ♀♀) hatten beide Mädchen die in diesem Alter recht seltene Form der Knotenstruma. In dem +(+)-Fall (8j. ♀♀) war bei dem einen Kind die Thyreoidea gerade palpabel, bei dem anderen bestand eine geringe parenchymatöse Struma.

Z. Z. 4 ++, 9 +(+), 9 (+)(+), 7 (+)θ.

++, in 2 Fällen war die Entwicklung der Struma verschieden, in einem weiteren sogar sehr verschieden stark. — Von den E. Z. stimmen also 40 überein, 1 nicht, von den Z. Z. stimmen 13 überein, 16 nicht.

Sprechend ähnliche ♂♂, die beide eine schwache Struma beider Lappen aufwiesen, beobachtete auch v. DOMARUS. HANHART sah eineiige Zwillinge, die beide Kretinismus mit großen insuffizienten Strumen hatten. Interessant ist, daß während der Gravidität der Rosa Blažek die Thyreoidea ihrer nichtgraviden Pyopagenschwester anschwoll.

Die Befunde sprechen mit großer Anschaulichkeit für die Existenz einer idiotypischen Disposition zur Entstehung des Schulkinderkropfes. Die Abhängigkeit von den Außenfaktoren andererseits äußert sich u. a. darin, daß grobe Unterschiede (+ θ) auch bei den zweieiigen Zwillingen nicht angetroffen wurden.

Syphilis. — ORGLER beobachtete angeborene Syphilis mehrfach bei gleichgeschlechtlichen (ähnlichen?) Zwillingen. Dagegen sah CASSOUBE neugeborene (ähnliche?) Zwillinge, von denen einer eine positive, der andere eine negative WR. hatte; 8 Tage später war die WR. bei beiden positiv. — Zweieiig waren die Zwillinge, über die SINGER berichtet; das Mädchen war luetisch, der Knabe nicht. — THOENES sah (zweieiige?) ♂♂, von denen der eine schwerste syphilitische Erscheinungen bei der Geburt zeigte, während der andere erst 8 Wochen post partum die ersten Zeichen des Leidens darbot.

Vgl. Syphllis des inneren Ohrs, S. 60.

Syringomyelie. — Hydrocephale Zwillinge mit Syringomyelie wurden von WRIGHT beobachtet.

Tonsillarhypertrophie. — E. Z. 8 ++, 1 +(+), 1 (+)(+).

In einem Fall (10j. ♀♀) bestand Tonsillarhypertrophie etwas verschiedenen Grades bei beiden, trotzdem beiden nach Angabe der Mutter vor 4 Jahren die Tonsillen herausgeschnitten worden waren. In dem +(+)-Fall bestanden bei beiden 7j. ♀♀ vergrößerte Tonsillen, die Vergrößerung war aber bei der einen hochgradiger als bei der anderen. Laryngologisch untersucht wurden 6 Paare: 12j. ♀♀, Hypertrophie beider Tonsillen und Adenoide 3. Grades bei beiden; bei der einen Verbiegung der Nasenscheidewand nach rechts; bei beiden spina septi und kleines Kehlbecken; beide haben einen hohen Gaumen, jedoch in verschiedenem Grade. — 10j. ♀♀, bei beiden Tonsillen beiderseits stark vergrößert, Adenoide 3. Grades. Beide typische adenoide Gesichter, schnarchende Atmung, nasale Sprache. Beide doppelseitigen Tubenverschluß. — 11j. ♂♂, bei dem einen Residuen der Radikaloperation der Tonsillen, Adenoide gleichfalls operiert; bei dem anderen Hypertrophie der Tonsillen, Adenoide 3. Grades, Operation empfohlen; bei dem ersten Unregelmäßigkeit bzw. kleine crista septi links, bei dem anderen deutliche crista septi links. — 8j. ♀♀, linke Tonsille hypertrophisch und adenoide

Vegetationen 3. Grades bei beiden. — 16j. ♀♀, beide leichte Hypertrophie der Tonsillen ((+)(+)); die eine hat ein adenoides Polster, Nase ohne Besonderheit, die andere kein adenoides Polster, atrophisierende Rhinitis und Asthma. — Schließlich ein Fall ohne Tonsillarhypertrophie: 8j. ♂♂, bei beiden Deviatio septi nach links; bei dem einen im rechten mittleren Nasengang ein Polyp.

Z. Z. 3 +ϴ.

14j. ♀♀, sehr große Tonsillen bei der einen. — 8j. ♂♂, der eine hat besonders große Tonsillen, auch wurden ihm früher Polypen entfernt; 12j. ♂♂, bei dem einen ist die rechte Tonsille hypertrophisch.

Die Befunde sprechen deutlich für eine erhebliche Bedeutung der Erbanlagen.

Tuberculosis pulmonum. — E. Z. 1 +(+), 1 +ϴ.

12j. ♀♀, beide sind in der Lungenfürsorge, beide husten, die eine etwas mehr, hat angeblich auch einmal Blut gehustet. — 17j. ♀♀, die eine ist seit 3 Jahren in ärztlicher Behandlung wegen Lungenspitzenkatarrhs.

Aus tuberkulös schwer durchseuchter Familie stammende (ähnliche?) ♀♀, von denen die eine mit 17 Jahren an Phthise starb, beobachtete RIVERS. Lungentuberkulose verschiedenen Verlaufs bei (ähnlichen?) Zwillingen sah ORGLER. AHLFELD berichtet über sehr ähnliche 3j. ♀♀, von denen nach gemeinsam durchgemachtem Keuchhusten die eine an Pneumonie starb, während die andere mit Lungentuberkulose aus der Klinik entlassen wurde. Von den weiblichen Hindu-Xiphopagen machte die eine eine tuberkulöse Pleuritis durch, die andere nicht (HENNEBERG und STELZNER).

Tumoren. — Von HALLIDAY-CROOM wurde über eineiige ♀♀ berichtet, die am gleichen Tage die erste Menstruation gehabt, vom 30. Jahre ab an Menorrhagien und Ausfluß gelitten, und mit 50 Jahren die Menopause bekommen hatten. Mit 53 Jahren wurde bei beiden ein Adenokarzinom des Uterus mit Myom festgestellt, bei der einen durch Obduktion, bei der anderen durch Operation. — Die Behauptung, daß in „Krebsfamilien" Zwillingsschwangerschaften besonders häufig seien (CRITZMANN), bedarf der Nachprüfung. — Ein Fibroadenom von peri- und intrakanalikulärem Wachstumstypus, das bei sprechend ähnlichen 21j. ♀♀ mit einem Abstand von $^1/_2$ Jahr in der linken Brustdrüse auftrat, beschrieb BURKARD. v. SZONTAGH erwähnt ein (ähnliches?) Zwillingspaar, das gleichzeitig unter ganz identischen Symptomen an Kehlkopfpapillom erkrankte.

Ulcus pepticum. — Eineiige Zwillinge, die beide an Ulcus pepticum (und Bursitis) litten, sah J. BAUER.

Uterus bicornis, s. Pseudohermaphroditismus femininus, S. 86.

Vena azygos. — BLUNTSCHLI berichtet, daß BOSTRÖM bei beiden Individualteilen eines Thoracopagen einen abnormen Verlauf der Vena azygos in einer Pleurafalte des Oberlappens fand.

Zystenniere. — 4 Monate alte Zwillingsfoeten wiesen beide eine starke cystische Umwandlung der rechten Niere auf; außerdem Hexadaktylie an den Händen (CARBONELL).

8. Krankheiten der Knochen, der Gelenke und der äußeren Körperformen.

Amniotische Abschnürung. — ENDERLEN beschreibt eineiige ♀♀ mit Bauchblasenspalte, deren einem das rechte Bein durch einen amniotischen Strang im Oberschenkel amputiert war.

Asthenie, s. S. 70.

Asymmetrien. — Gesichtsasymmetrie: E. Z. 2 +⊖.

8j. ♂♂, der eine hat eine mäßige rechtsseitige Hemiatrophia facialis mit Abweichung der Nase und des Gaumens nach rechts. — 12j. ♀♀, die Nase des einen Mädchens zeigt deutliche Abweichung nach der einen Seite.

Kopfasymmetrie: E. Z. 1 +⊖.

7j. ♂♂, der Schädel des einen Knaben ist asymmetrisch, wesentlich kleiner als der des anderen und zeigt eine Impression rechts hinten am os parietale. Horizontaler Kopfumfang 53,7 bzw. 51,2 cm, größte Länge des Kopfes 17,9 bzw. 17,4 cm, größte Breite des Kopfes 15,4 bzw. 15,2 cm.

Auch bei den Pyopagenschwestern Blažek war der Schädel der einen asymmetrisch und birnförmig, die rechte Gesichtshälfte war größer; bei der Schwester war die linke Gesichtshälfte größer, die Stirn war breiter und der Schädel nicht birnförmig.

Die Befunde beweisen das Vorkommen von Asymmetrien, welche in entscheidender Weise paratypisch bedingt sind.

Vgl. Thoraxdeformitäten.

Atresia ani. — Bei (ähnlichen?) Zwillingen mit Bauchspalte und Meningocele fehlte die Analöffnung; es war eine Kloake vorhanden (WINDLE). Bei eineiigen Zwillingen mit Bauchblasenspalte und verschiedenen anderen Mißbildungen fehlte auch der After (ENDERLEN). Auch ein Thoracopagus wurde beschrieben, dessen Individualteile beide Atresia ani hatten (DULOROY). — Hier mögen auch die Fälle erwähnt werden, in denen beide Zwillinge mit einem häutigen Überzug bedeckt waren. SCHMIDTMÜLLER: Eineiige Foeten vom 4.—5. Monat, die so in die eigene Haut eingepackt waren, daß Extension der Extremitäten unmöglich, das Gesicht völlig unkenntlich war. Anus und Genitale waren mit Haut überzogen, an der Stelle der Mundspalte war nur eine feine Vertiefung. VELPEAU: 10 Wochen alte eineiige Foeten, Glieder durch einen häutigen Überzug fest an den Truncus angeheftet, Nase, Mund usw. durch die Hülle völlig verdeckt.

Bauchspalte. — Bei eineiigen Zwillingen, die beide eine Verschiebung des Beckens und der unteren Extremitäten zeigten, bestand eine vollkommene Bauchspalte mit Exenteration (BISCHOF). Bei Zwillingen mit sakraler Meningocele fehlte die vordere Bauchwand (WINDLE). Eineiige ♀♀ mit verschiedenen Mißbildungen hatten auch beide eine ausgedehnte Bauchblasenspalte (ENDERLEN). Auch Harnröhre und Clitoris waren bei beiden gespalten. Von zweieiigen Zwillingen hatte der eine Spina bifida und Blasenektopie, der andere Klumpfüße (WEISE).

Brachydaktylie. — Eineiige ♀♀ zeigten genau den gleichen Grad von Brachyphalangie (MOHR und WRIEDT). Zweieiige Zwillinge (♂♀), die aus einer Brachydaktyliefamilie stammten, eine kurzfingrige Mutter und drei kurzfingrige Geschwister hatten, waren beide gleichfalls behaftet (DRINKWATER).

Bursitis. — Eineiige Zwillinge, die beide mit Bursitis behaftet waren, sah J. BAUER.

Camptodaktylie. — E. Z. 1 ++.

17j. ♀♀, beide Kleinfinger sind im Endgelenk zum Ringfinger hin abgeknickt und können in diesem Gelenk nicht völlig gestreckt werden; die Mutter (und angeblich auch einige Geschwister) sind gleichfalls behaftet.

Zwillinge, die beide eine Verkrümmung der Kleinfinger aufwiesen, hat schon GALTON beschrieben.

Caries. — Sehr ähnliche 3j. ♀♀ litten beide an Caries einzelner Knochen (AHLFELD).

Zahncaries, s. unter Zähne.

Chondrodystrophie. — LOMMEL demonstrierte 26j. (ähnliche?) Zwillinge, die beide infolge von Chondrodystrophia foetalis nur 1,25 m groß waren.

Clinodaktylie. — E. Z. 1 ++, 1 +(+).

++, 17j. ♀♀, mit Camptodactylie (siehe diese). — +(+), 8j. ♂♂, der Ringfinger ist in beiden Interphalangealgelenken in der Richtung auf den Kleinfinger hin abgeneigt, so daß bei gestreckten Fingern zwischen der End-

phalange des Mittel- und des Ringfingers ein Zwischenraum vorhanden ist; der eine Zwilling zeigt die Anomalie an beiden Händen, bei dem anderen ist sie an der linken Hand vorhanden, an der rechten nur leicht angedeutet.

Leichte angeborene Krümmung eines Gelenkes der kleinen Finger konnte schon GALTON bei Zwillingen feststellen, deren Eltern normal waren, während die Großmutter die gleiche Anomalie zeigte.

Z. Z. 2 + 0.

6j. ♀♀, **Abbiegung der Endphalange der Kleinfinger zum Ringfinger hin; Vater (angeblich auch die drei Brüder) gleichfalls behaftet. —** 11j. ♀♀, **beiderseits Abbiegung der Ringfinger in beiden Interphalangealgelenken zum Mittelfinger hin; Vater gleichfalls behaftet, jedoch nur an der linken Hand.**

Die Befunde zeigen idiotypische Bedingtheit mit erheblichen Manifestationsschwankungen.

Cor triloculare. — Von weiblichen Thoracopagen fehlte dem einen Individualteil das Kammerseptum (ZEINER).

Ektopia vesicae, s. Bauchspalte.

Ektrodaktylie. — Bei einem Acephalen, der ein reifes Mädchen zum Zwillingsgeschwister hatte, fehlten zwei Finger der linken, drei Finger der rechten Hand, außerdem Blase, Milz, Pankreas, Lungen usw. (KATZKY). Der Thoracopagus parasiticus Colloredo hatte nur eine Extremität und an jeder Klumphand nur drei Finger (AHLFELD). Vgl. auch Spalthand und Spaltfuß.

Encephalocele. — LEHMANN beschreibt (ähnliche?) ♂♂, die beide ein Encephalocele am Hinterhaupt hatten; bei dem einen bestand das Gehirn nur aus zwei sehr verkleinerten Hemisphären, bei dem anderen war neben der kleinen Encephalocele eine Meningocele vorhanden. AHLFELD berichtet über eine Doppelmißbildung mit je einer Encephalocele am Occiput.

Fontanella tertia. — Bei (ähnlichen?) ♀♀ bestand übereinstimmend eine dritte Fontanelle in der Sagittalnaht des Schädels (MILLER).

Foveola coccygea. — E. Z. + +.

9j. ♀♀, **beide mit einem Steißgrübchen, jedoch in verschiedenem Grade ausgeprägt.**

Frenulum linguae breve. — Eine besondere Kürze des Zungenbändchens wurde übereinstimmend bei (ähnlichen?) ♀♀ gefunden (MILLER).

Hasenscharte und Gaumenspalte. — Sehr ähnliche 13j. ♀♀ hatten beide ganz gleiche Gaumenspalten; auch in bezug auf das Vorhandensein bzw. Fehlen und in bezug auf die Stellung der

Zähne stimmten sie überein (WOLFFSON). Zwillinge, deren Vater eine Hasenscharte hatte, waren beide mit linksseitiger Hasenscharte und mit unvollständiger Gaumenspalte behaftet (BRAMANN). Daß Doppelmißbildungen nicht selten übereinstimmende Hasenscharten haben, wird von mehreren Autoren erwähnt (AHLFELD, THOMAS). So beschreibt auch DULOROY einen Thoracopagus, dessen Individualteile beide Hasenscharte und Wolfsrachen in spiegelbildartiger Anordnung besaßen. Übergangen wurde dagegen die Tatsache, daß auch bei Doppelmißbildungen die Hasenscharte bei einem Individualteil vorhanden sein, bei dem anderen fehlen kann; davon kann man sich jedoch an Abb. 245 und 260 von SCHWALBES Morphologie der Mißbildungen, Bd. I, überzeugen. Ein Doppelmonstrum, dessen Individualteile zwar beide behaftet waren, bei dem aber die Hasenscharte des einen viel stärker ausgeprägt war als die des anderen, hat MAYER beschrieben; bei beiden Kindern war der Oberkiefer mit Zähnen voll besetzt (bei dem einen an der Stelle der Scharte unregelmäßig), der Unterkiefer zahnlos.

Die Befunde zeigen, daß bei der Entstehung der Hasenscharte Manifestationsschwankungen eine beachtenswerte Rolle spielen.

Hemicephalie. — Bei Doppelbildungen sieht man nicht selten Hemicephalie an beiden Köpfen (THOMAS). OTTO beschreibt eine doppelköpfige Frucht, bei der beide Köpfe sehr fett waren und vorstehende Augen hatten; beide hatten Hemicephalie. Andererseits wird aber auch bei E. Z., wenn der eine ein Acardiacus ist, bei diesem nicht selten Hemicephalie oder Acephalie angetroffen. Es scheint also erbliche und nichterbliche Formen von diesen Mißbildungen zu geben.

Hermaphroditismus, s. Pseudohermaphroditismus.

Hernia (funiculi) umbilicalis. — Weibliche Zwillinge, die beide Nabelschnurbruch hatten, erwähnt schon HASBACH. PREISS stellte eineiige ♀♀ vor, die gleichfalls beide behaftet waren. Bei den eineiigen, mit Bauchblasenspalte behafteten Zwillingen, die ENDERLEN beschreibt, bestand zwar bei beiden auch ein Nabelschnurbruch, doch war dieser bei dem einen Zwilling wesentlich größer.

Hernia inguinalis. — E. Z. 3 + ~~0~~.

7j. ♀♀, linksseitiger Leistenbruch. — 15j. ♀♀, rechtsseitiger Leistenbruch. — 15j. ♀♀, die eine im Alter von 5 Jahren auf der linken Seite an Leistenbruch operiert.

THOMAS erwähnt (ähnliche?) ♂♂, die beide angeborene doppelseitige Leistenbrüche gehabt haben sollen. HANHART sah eineiige Zwillinge, die beide doppelseitige Leistenbrüche hatten.

Diesen Befunden nach scheint es Fälle zu geben, in denen die Erbanlagen eine wesentliche Rolle spielen, aber auch solche, in denen das nicht der Fall ist.

Hohlwarzen. — E. Z. 2 (+)(+).

5j. ♂♂ und 16j. ♀♀; in beiden Fällen leicht eingezogene Brustwarzen.

In einem anderen Falle (15 j. ♀♀) fiel mir auf, daß die Papillen der Mammillae bei beiden Mädchen besonders groß und stark vorspringend waren.

Hydrocele. — Neugeborene ähnliche ♂♂ hatten beide eine rechtsseitige Hydrocele, die bei beiden spontan wieder verschwand. Die Knaben bekamen Brechdurchfall und starben am gleichen Tage (AHLFELD).

Hydrocephalus. — E. Z. 1 ++.

4 Monat alte, ähnliche ♂♂[1]), bei denen der Mutter das starke Wachstum des Kopfes auffiel. Der erste Knabe war 56½ cm lang, Gewicht 5050 g, Brustumfang 36½ cm, Kopfumfang 45½ cm. Balkenstich; durch Ventrikelpunktion wurden etwa 30 ccm stark sanguinolenten Liquors entleert. Danach Blässe, Cyanose, angestrengte Atmung, Zuckungen im rechten Facialis, besonders im Orbitalast, Nystagmus, Zuckungen im linken Arm und linken Bein, gesteigerte Patellarreflexe. Später tonische Krämpfe, die auf Chloral aufhören, sehr enge Pupillen, Sondenfütterung. Schließlich kleinblasiges Rasseln über den Lungen, Bronchialatmen am rechten Angulus scapulae, dumpfe Herztöne. Exitus. Obduktionsbefund: Bronchopneumonie beider Unterlappen, rechts auf den Mittellappen übergreifend. Sehr kleines Gehirn. Sehr ausgedehnter Hydrocephalus externus ohne erkennbare Ursache. Der andere Knabe hatte folgende Maße: Länge 56½ cm, Gewicht 5080 g, Brustumfang 37 cm, Kopfumfang 45 cm. Balkenstich konnte nicht ausgeführt werden, da das Gehirn so klein war, daß es sich mit dem palpierenden Finger nicht erreichen ließ. Durch Punktion wurden etwa 30 ccm stark sanguinolenten Liquors entleert. Danach Blässe, Cyanose, angestrengte Atmung, ziemlich starke Benommenheit, Facialisparese links, enge Pupillen, Erbrechen, Ödeme. Der Zustand bessert sich allmählich etwas. Das Kind wird entlassen, ist noch sehr blaß, bricht noch sehr viel. Diagnose: Cerebrale Reizerscheinungen. Sehr kleines Gehirn (vgl. dazu den Fall von LEHMANN: Meningocele). Sehr ausgedehnter Hydrocephalus externus.

Zwillinge, die beide Hydrocephalus und Syringomyelie hatten, wurden von WRIGHT beobachtet. PISENTI dagegen beschreibt ♂♀, von denen der Knabe, wie noch zwei seiner Brüder an Hydro-

---

[1]) Die Knaben waren Patienten der Breslauer chirurgischen (Prof. KÜTTNER) und Kinderklinik (Prof. STOLTE), denen ich auch die genauen Befunde verdanke.

cephalus und angeborenem grauen Star litt, während das Mädchen gesund war; die Eltern waren Geschwisterkinder. Die Pyopagenschwestern von Brighton hatten beide eine vorgewölbte Stirn, einen flachen Scheitel und einen Schädel, der die Form eines Hydrocephalus zeigte (BOOTH).

Die Befunde sprechen dafür, daß es erblich bedingte Formen von Hydrocephalus gibt.

Hypospadie. — E. Z. 1 ++.

Geringgradige Hypospadie bestand in übereinstimmender Weise bei sehr ähnlichen jüdischen 15 j. ♂♂, von denen mir Herr Prof. KÜTTNER-Breslau liebenswürdiger Weise ein Lichtbild übersandte; es handelte sich um Fälle von sog. Eichelhypospadie mit ganz kurzem, nahezu fehlendem Präputium.

Die gleiche Mißbildung hat LEHMANN bei ♂♂ mit Hinterhauptsencephalocele angetroffen, und RUMPEL bei sehr ähnlichen $2^1/_4$ j. ♂♂; bei diesen war die Hypospadie in etwas verschiedener Stärke ausgeprägt; bei beiden war der Penis in gleichem Sinne gedreht. Bei den (ähnlichen?) Zwillingen mit Hypospadie, die BRYANT erwähnt, fehlen nähere Angaben über die Art der Mißbildung; der Vater der Zwillinge war gleichfalls behaftet.

Hypospadie höheren Grades (Hypospadia peniscrotalis) wurde in der Literatur mehrfach bei Zwillingen beschrieben. Dieses Leiden führt oft zu Irrtümern über das Geschlecht der Behafteten (Pseudohermaphroditismus masculinus). So berichtet SAVIARD über die Geburt zweier Hermaphroditen, deren einer nach 8 Tagen, deren anderer nach 6 Wochen starb. Die Obduktion ergab, daß es Knaben waren mit wohlgeformtem Penis, fehlender Urethra und in der Mittellinie gespaltenem, wie eine Vulva aussehendem Scrotum; auf dem Grunde des Scrotalspaltes war eine Vagina-ähnliche Öffnung. VAN MONS erwähnt Zwillinge mit Hypospadia peniscrotalis und Kryptorchismus; der jüngere starb mit 4 Monaten unter Cyanose und Asphyxie, der ältere lebte 4 Tage länger. NÄGELE beschreibt zwei völlig ähnliche Gestellungspflichtige, die als Mädchen aufgezogen, im 17. Jahr als Knaben umgetauft wurden. Bei beiden war der Hodensack median tief gefurcht, die Hoden waren vorhanden, Penis und Präputium sehr kurz; der Meatus urethrae war nicht an der Penisspitze, sondern ein Zoll unter dem Schambogen. Bei dem einen Zwilling gingen von der Eichel zwei Falten aus, die wie kleine Schamlippen aussahen. Der Vater der Zwillinge hatte gleichfalls eine Hypospadie.

Die Befunde sprechen für die Existenz verschiedener idiotypischer Formen von Hypospadie. Vgl. auch Pseudohermaphroditismus feminius.

Klumphand. — Von zweieiigen Zwillingen, die WEISE demonstrierte, hatte der eine hochgradige Klumpfüße, der andere nicht. Der Thoracopagus parasiticus Colloredo hatte nur eine Extremität und an jeder Klumphand drei Finger (BARTHOLINUS, AHLFELD).

Knochendefekte. — Von eineiigen ♀♀ mit Bauchblasenspalte zeigte der eine auch einen Defekt der linken Tibia (ENDERLEN).

Kryptorchismus. — Z. Z. 1 + θ.

8 j. ♂♂, der eine hatte einen linksseitigen Leistenhoden.

Über Zwillinge, die beide eine Hypospadia peniscrotalis und Kryptorchismus hatten, berichtete VAN MONS.

Luxation. — Von eineiigen ♀♀ mit Bauchblasenspalte hatte der eine auch eine Luxation des linken Kniegelenkes und einen Defekt der linken Tibia (ENDERLEN).

Meningocele. — Zwillinge mit sakraler Meningocele bei Fehlen der vorderen Bauchwand und der Analöffnung beschrieb WINDLE. Zwillinge mit occipitaler Meningocele und Mikromelie sah WALTERS. Von den Zwillingen, über die LEHMANN berichtet, hatte der eine eine occipitale Encephalocele, der andere an gleicher Stelle eine Meningocele mit kleiner Encephalocele. Das Gehirn bestand nur aus zwei sehr verkleinerten Hemisphären. Sie hatten drei gesunde ältere Geschwister.

Mikromelie. — Zwillinge mit Occipitalmeningocele und Mikromelie; die oberen wie die unteren Extremitäten betragen nur ein Viertel der normalen Länge (WALTERS). Eine Mikromelie geringeren Grades besteht auch bei der Brachydaktylie (s. diese).

Musculus sternalis. — NICOLAS sah (ähnliche?) Zwillinge mit je einem Musculus sternalis; ihre Mutter war gleichfalls behaftet.

Osteomyelitis. — E. Z. 1 + θ.

9 j. ♀♀, die eine angeblich wegen Knochentuberkulose operiert; mehrere Operationsnarben am linken Oberschenkel; blasses Aussehen. Schwester gesund.

Pes planus. — E. Z. 2 (+) θ.

12 j. ♀♀, das eine Mädchen hat auf beiden Seiten Plattfußanlage. — 11 j. ♀♀, der eine Zwilling hat am rechten Fuß leichten Pes valgus; links ohne Besonderheit.

Z. Z. 1 + (+), 1 + 0.

18 j. ♂♂, beide Pes valgus auf beiden Seiten, der eine in geringerer Ausprägung; 9 j. ♂♂, der eine hat leichten Plattfuß beiderseits.

Die Befunde sprechen für nichterbliche Bedingtheit. Freilich könnte es trotzdem auch idiotypisch bedingte Formen geben. Daß bei der Entstehung des Plattfußes eine idiotypische Disposition in gewissen Grenzen eine Rolle spielt, ist nach den rassenpathologischen Erfahrungen (Häufigkeit des Plattfußes bei Negern und Juden) anzunehmen.

Phimose. — E. Z. 1 + (+), 5 (+)(+), 1 (+)0.

+(+), 9 j. ♂♂, der eine wurde wegen entzündlicher Phimose circumzidiert, der andere hat ein enges rüsselförmiges Präputium. — (+)(+), beide Knaben haben lange rüsselförmige Präputia. — (+)0, 15 j. ♂♂, Präputium des einen rüsselförmig, des anderen halblang, die Eichelspitze freilassend.

Z. Z. 1 + (+), 1 (+)(+).

+(+), 9 j. ♂♂, der eine machte eine Phimosenoperation durch, der andere hat ein langes Präputium. — (+)(+), 14 j. ♂♂, beide haben lange rüsselförmige Präputia, doch besteht ein immerhin deutlicher gradueller Unterschied.

Miller beobachtete eine Phimosis praeputii bei zwei (ähnlichen?) Zwillingspaaren. In einem anderen Falle fiel ihm umgekehrt eine übereinstimmende Kürze des Präputiums mit Freilegung der Glans auf. Vgl. Hypospadie.

Phokomelie. — Zwillinge mit übereinstimmender Phokomelie wurden von Romberg beschrieben.

Polydaktylie. — Siebold berichtet über eineiige ♂♂, die beide an jeder Hand und an jedem Fuß einen überzähligen Finger bzw. Zehe hatten; an den Füßen war der „Daumen“ gespalten; die Gliedchen an der äußeren Fläche des kleinen Fingers besaßen Nagelrudimente; mit der Schere abgetragen, bluteten sie nur wenig. — Hexadaktylie nur an den Händen hatten die beiden ♀♀, 4 Monate alte Foeten, über die Carbonell berichtet. In dem Falle Köhlers (vgl. S. 15) hatte von sehr ähnlichen ♂♂ der eine Hexadaktylie an beiden Händen, der andere war frei; die accessorischen Finger ließen sich mit der Schere leicht abtragen. Zwei entfernte Verwandte waren gleichfalls hexadaktyl. — Von den (ähnlichen?) Zwillingen, die Molina erwähnt, hatte der eine sechs Finger an jeder Hand, der andere je sechs Finger und sechs Zehen. — Um eine andere Form der Polydaktylie handelte es sich im Falle von DELBAERE, in dem von wahrscheinlich eineiigen ♂♂ der eine am linken Os metacarpi pollicis, der andere am rechten Daumen einen überzähligen Daumen hatte.

Die Befunde machen es wahrscheinlich, daß es Formen der Hexadaktylie gibt, welche so große Manifestationsschwankungen zeigen, wie man sie bisher bei diesem Leiden nicht vermutet hat.

Poromelie. — KREISS beobachtete homologe ♂♂, von denen der eine wohlgebildet war, während der andere, ein Acardiacus, Poromelie und Wassersucht der Weichteile hatte; sein Kopf war nicht erkennbar.

Pseudohermaphroditismus femininus. — KATZKY beobachtete „Hermaphroditismus" bei einem reifen Mädchen und einem dazu gehörigen Acephalen; bei diesem fand sich ein Uterus bicornis. — CURLING beschrieb (ähnliche?) Zwillinge, deren Geschlecht nicht zu differenzieren war, und die männliche Namen erhielten. Der eine starb mit 7, der andere mit 9 Wochen. Post mortem wurde festgestellt, daß sie keine Hoden, wohl aber Ovarien, Uterus und eine Vagina hatten, die sich nahe am Blasenhals in die Urethra öffnete; die Clitoris war abnorm groß. Zwei Jahre später gebar die gleiche Mutter nochmals ein hermaphroditisches Kind, schließlich einen gesunden Knaben. — Von PARÉ wird ein Doppelmonstrum erwähnt (Gemelli dorsibus cohaerentes), dessen Individualteile beide Hermaphroditen gewesen sein sollen. Der Fall ist unklar; wahrscheinlich hat es sich nur um Pseudohermaphroditismus infolge hochgradiger Hypospadie gehandelt.

Bezüglich des Pseudohermaphroditismus masculinus vgl. Hypospadie.

Rachitis. — E. Z. 2 + +, zum Teil verschiedenen Grades.

9 j. ♀♀, beide gleiche rachitische Oberschenkelverkrümmung; 12 j. ♀♀, lernten erst mit 3 Jahren laufen; die eine machte eine genu valgum-Operation durch, die andere hat aber gleichfalls ausgesprochenes genu valgum.

Z. Z. 3 + 0.

In dem einen Fall (11 j. ♀♀) besitzt das eine Mädchen ausgesprochen rachitische obere mittlere Schneidezähne; in einem anderen (11 j. ♀♀) besteht bei dem einen Mädchen genu varum leichten Grades.

Pectus carinatum. — E. Z. 1 (+)(+).

7 j. ♀♀, beide leichte Hühnerbrust am oberen Teil des Sternum.

Z. Z. 1 ++, 2 +θ, 1 (+)θ.

++, 7 j. ♀♀, bei beiden in gleichem Grade ausgebildet; +θ, 18 j. ♂♂; +θ, 8 j. ♂♀, der ♂ behaftet; (+)θ, 9 j. ♀♀.

Zwillinge mit übereinstimmender Rachitis beschrieben schon Gädechen und Senator, sehr ähnliche ♀♀ Ahlfeld. Orgler traf bei (ähnlichen und unähnlichen) Zwillingen Rachitis stets gemeinsam an, sah aber zuweilen deutliche Unterschiede in der Schwere des Leidens; in einem Falle sah er bei einem Zwilling Rachitis des Thorax, bei dem anderen (ähnlichen?) Zwilling nicht.

Die Befunde sprechen für eine erhebliche Bedeutung der Erbanlagen. Vgl. auch Craniotabes und Hydrocephalus.

Scapula scaphoidea. – E. Z. 1 ++.

10 j. ♀♀, beide mit sehr ausgesprochener Scapula scaphoidea und auffallend stark vorspringender Vertebra prominens.

Z. Z. 1 +θ.

14 j. ♂♂, der eine hat ausgesprochene Scaphoidscapulae.

Die Befunde sprechen für erbliche Bedingtheit; weiteres Material notwendig.

Schaltknochen. – Nesensohn beschrieb ♂♂, bei denen an Stelle der großen Fontanelle, diese völlig ausfüllend, ein viereckiges Knochenstück vorhanden war; die Zwillinge starben am 19. bzw. am 26. Lebenstage.

Skoliose, s. Wirbelsäulenverkrümmung.

Spalthand und Spaltfuß. – Diese Mißbildung wurde dreimal bei einem Zwilling beobachtet. Bédart: ♂♀, ♀ an Händen und Füßen behaftet, kombiniert mit Ektrodaktylie und Syndaktylie. Mutter, Großvater und zahlreiche Verwandte gleichfalls behaftet. Mayer: ♂♂, Ähnlichkeit?, nur der eine ist behaftet; es sind Hände und Füße befallen; an der rechten Hand fehlen Phalangen des 3. Fingers, die Phalangen des 1. und 2. sind sehr unregelmäßig, Kombination mit Syndaktylie; an der linken Hand fehlen zwei Phalangen des 3. Fingers. Vater und zwei Geschwister sind gleichfalls behaftet. Parker and Robinson: ♂♀, ♀ an Händen und Füßen behaftet; Phalangen des 2. Fingers fehlen, der 3. und 4. Finger sind syndaktyl unter Beteiligung des Knochens; an den Füßen fehlt die 2. Zehe ganz, die 3. zum größten Teile, die 4. und 5. sind wieder unter Beteiligung des Knochens zusammengewachsen. Mutter und acht Geschwister sind gleichfalls behaftet.

Spina bifida. — D'OUTREPONT sah Spina bifida an den drei untersten Lenden- und dem ersten Kreuzbeinwirbel bei (ähnlichen?) ♀♀; ein weiteres Geschwister hatte Hasenscharte. — Von eineiigen ♀♀ mit Bauchblasenspalte hatte der eine neben anderen Mißbildungen auch eine Spina bifida (ENDERLEN). — Von zweieiigen Zwillingen hatte einer Spina bifida und Blasenektopie, der andere Klumpfüße (WEISE).

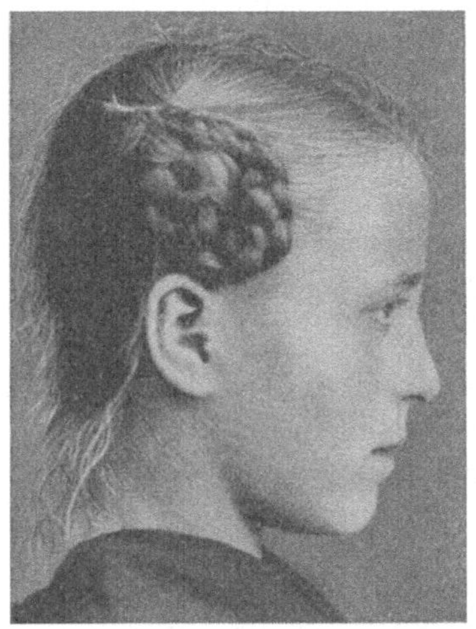

Abb. 8. Rosina R.

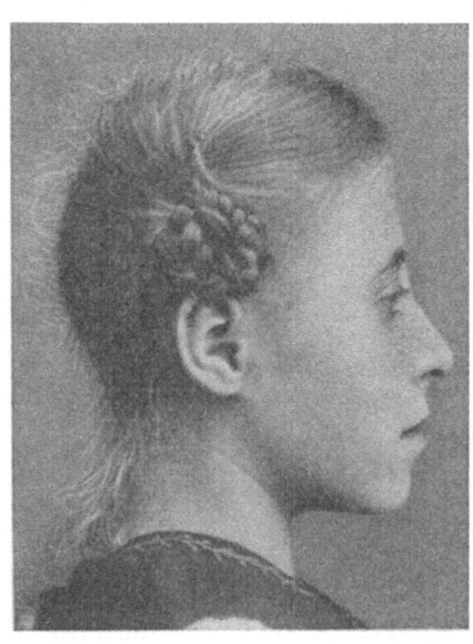

Abb. 9. Maria R. (Turmschädel).

Syndaktylie. — E. Z. I (+)(+).

10j ♂♂, zwischen der 2. und 3. Zehe jedes Fußes besteht eine geringe, das proximale Interphalangealgelenk nicht erreichende, häutige Syndaktylie (Zygodaktylie), die nach Angabe der Mutter bei der Geburt sehr deutlich gewesen und allmählich zurückgegangen ist.

Von den eineiigen ♀♀ mit Bauchblasenspalte, die ENDERLEN beschreibt, hatte die eine neben anderen Mißbildungen auch Schwimmhäute zwischen der I. und 2. Zehe.

Vgl. auch Spalthand und Spaltfuß.

Thoraxdeformitäten. — Einsenkung des Brustkorbs: E. Z. 1 +(+), 2 +0.

8 j. ♂♂, starke linksseitige Impression des Thorax, beim Bruder viel weniger ausgeprägt, aber doch sicher vorhanden; 11 j. ♀♀, linksseitige Impression des Thorax bei dem einen Zwilling; 16 j. ♀♀, linksseitige Impression des Thorax bei dem einen Zwilling; dasselbe Kind leidet auch an Asthma und atrophisierender Rhinitis.

Vgl. auch Trichterbrust und Rachitis (Hühnerbrust).

Trichterbrust. — Z. Z. 1 +0.

8 j. ♂♂, der eine hat eine Schusterbrust leichten Grades.

MILLER sah angeborene Depression des Brustbeines bei (ähnlichen?) ♀♀; es waren beide Kinder befallen. Von den Pyopagen-

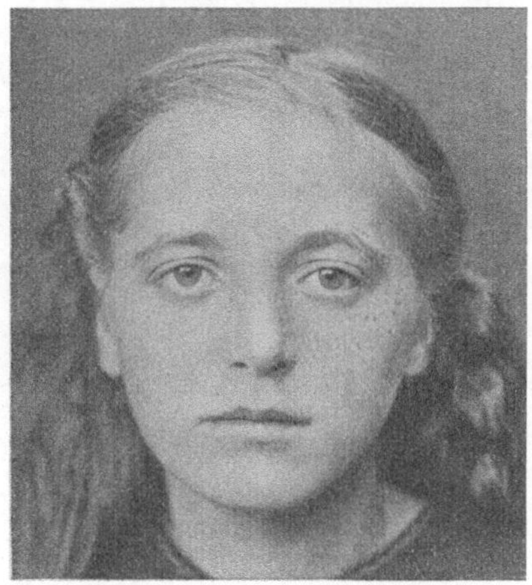

Abb. 10. Rosina R.

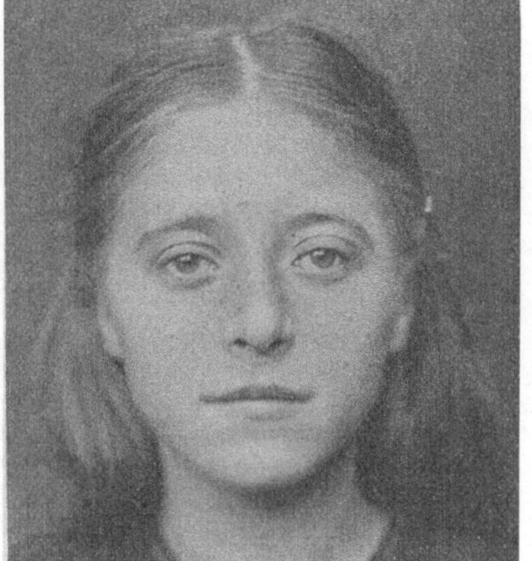

Abb. 11. Maria R. (Turmschädel).

schwestern Blažek hatte die eine eine Andeutung von Trichterbrust (HENNEBERG und STELZNER).

Trigonocephalie. — Trigonocephalie infolge frühzeitiger Verwachsung der Stirnnaht sah MILLER bei (ähnlichen?) Zwillingen.

Turmschädel. — E. Z. 1 ++, 2 +0.

++, 12 j. ♀♀, beide Turmschädel mittleren Grades mit etwas vorstehenden Bulbi. — +0, 10 j. ♀♀, Rosina und Maria R., die eine hat einen völlig normal gebauten Schädel, die andere einen Turmschädel mit etwas vorstehenden Bulbi (Abb. 8 bis 11). In den Pigmenten und den übrigen als erblich bekannten Merkmalen stimmen die Zwillinge weitgehendst überein (vgl. Seite 27). Die Maße sind folgende:

	Rosina R.	Maria R. (Turmschädel)	Anton B.	Michael B. (Turmschädel)
Körpergröße	122,3	121,4	121,2	124,5
Höhe d. ob. Brustbeinrandes ü. d. B.	98,0	96,5	95,1	97,8
Höhe des oberen Symphysenrandes ü. d. B.	60,1	60,9	60,9	61,0
Höhe der rechten Kniegelenkfuge ü. d. B.	31,3	31,8	32,4	31,0
Höhe der rechten inneren Knöchelspitze ü. d. B..	5,2	5,1	6,1	5,5
Höhe des rechten Akromion ü. d. B.	98,8	97,8	94,4	96,2
Höhe der rechten Ellenbogengelenkfuge ü. d. B.	74,6	74,5	—	—
Höhe des Griffelfortsatzes des rechten Radius ü. d. B.. . . .	57,2	55,7	—	—
Höhe der rechten Mittelfingerspitze ü. d. B.	44,2	45,6	40,5	42,1
Höhe des rechten vorderen Darmbeinstachels ü. d. B.	67,2	65,4	64,9	67,8
Spannweite der Arme	123,6	125,6	—	—
Stammlänge (Körperhöhe in Sitzen)	65,0	64,4	—	—
Breite zwischen den Akromien .	26,7	26,4	26,7	27,3
Breite zwisch. d. Darmbeinkämmen	20,2	19,9	20,9	21,6
Größte Hüftbreite	23,5	22,7	—	—
Größte Breite des Brustkorbes .	21,1	19,6	—	—
Sagittaler Brustdurchmesser . . .	13,8	13,5	—	—
Kleinster Umfang oberh. der Hüfte	56,3	51,5	—	—
Umfang d. Brust bei ruhigem Atmen	61,2	59,3	—	—
Größter Umfang des rechten Oberarmes bei Streckung	15,6	15,0	—	—
Größter Umf. d. recht. Unterarmes	16,7	15,6	—	—
Kleinster Umf. d. recht. Unterarmes	11,2	10,8	—	—
Größt. Umf. d. recht. Oberschenkels	33,0	32,0	—	—
Größt. Umf. d. recht. Unterschenkels	22,9	21,6	—	—
Horizontalumfang des Kopfes . .	48,8	44,7	50,9	48,0
Ganze Kopfhöhe	18,8	19,7	20,5	20,4
Morphologische Gesichtshöhe . .	10,5	10,9	10,4	10,9
Höhe der Nase	5,1	6,2	5,1	4,8
Ohrhöhe des Kopfes	10,7	12,4	11,3	12,6
Größte Länge des Kopfes . . .	16,3	14,4	16,6	16,0
Größte Breite des Kopfes . . .	14,4	13,0	14,3	14,4
Kleinste Stirnbreite	9,1	8,8	9,9	10,0
Jochbogenbreite.	11,5	11,3	11,4	11,6
Breite der Nase	2,4	2,7	2,7	2,9
Unterkieferwinkelbreite	8,9	8,5	8,7	8,6
Längenbreitenindex des Schädels	88,3	90,3	86,1	90,0

+θ, 8 j. ♂♂, **Anton und Michael B., der eine hat Turmschädel mit leicht vorstehenden Bulbi (Abb. 12 bis 13). Die Ähnlichkeit der Knaben ist — hiervon abgesehen — eine sehr hochgradige; Augen-, Haar-, Hautfarbe stimmen vollkommen überein.** Nach Aussage der Hebamme war nur ein Chorion vorhanden.

Z. Z. 1 + θ.

14 j. ♂♂, der eine hat Turmschädel mit eingedrückter Stirn und vorstehenden Augen.

Zwillinge, die beide Oxykephalie mit rechtsseitiger Kompression des Sehnerven hatten, wurden von ÖLLER beobachtet. Von den Pyopagenschwestern Blažek hatte die eine einen birnförmigen und asymmetrischen Kopf; der Kopf der anderen war breiter, ihre Stirn wich mehr zurück (HENNEBERG und STELZNER).

Die Befunde sprechen dafür, daß es offenbar nichterblich bedingte Formen von Turmschädel gibt (neben erblich bedingten).

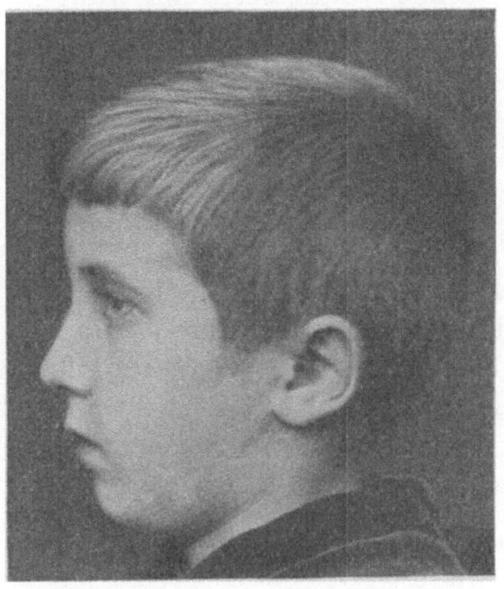

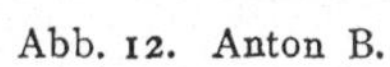

Abb. 12. Anton B.

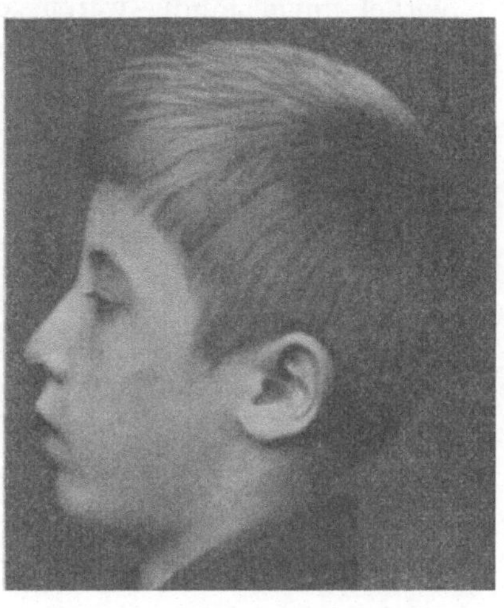

Abb. 13. Michael B. (Turmschädel).

Die Befunde scheinen mir von großem anthropologischen Interesse, da sie zeigen, in welchem Umfang die Schädelmaße einschließlich des Längenbreitenindex in einzelnen Fällen von unbekannten nichterblichen Faktoren abhängen können.

Wirbelsäulenverkrümmung. — Skoliose: E. Z. 1 + θ.

11 j. ♂♂, der eine hat eine rechtskonvexe Kyphoskoliose mit leichtem Hochstand der rechten Schulter; der andere hat gleichfalls, jedoch in viel geringerem Grade, einen runden Rücken, keine Skoliose.

Sehr ähnliche erwachsene ♂♂, von denen der eine eine leichte rechtskonvexe Skoliose mit geringem Hochstand der rechten Schulter und stärker gekrümmter rechter Clavicula hatte, wurden auch von REINHARDT beschrieben. Dagegen waren in dem Falle

BUDDES die 14j. ♀♀ beide mit Lumbosakralskoliose behaftet. Von den Pyopagenschwestern Blažek war die eine mit einer mäßigen Skoliose nach rechts behaftet, während die Wirbelsäule der anderen ziemlich gerade war.

Lordose: E. Z. 1 +(+).

7j. ♀♀, beide haben ein „hohles Kreuz", die eine in etwas stärkerem Grade als die andere.

Bei 10j. ♀♀ fiel mir ein bei beiden in gleicher Weise vorhandenes, abnorm starkes Vorspringen der Vertebra prominens auf. — COREY beschrieb Zwillinge, bei denen die Lendenwirbel unvollständig waren, das Becken verkleinert und samt den sonst normalen Beinen nach vorn gedreht.

Zwergwuchs, s. Chondrodystrophie.

Zyklopie. — Zwillinge, die beide eine Rüsselnase, wie bei Zyklopie hatten, wurden von ELLIS beschrieben.

Nachtrag zu Seite 15.

Unterdessen hat KÖHLER die Einzelheiten des von ihm beobachteten, prinzipiell besonders wichtigen Falles in einem Vortrag bekannt gemacht. Die genaueren Nachforschungen ergaben, daß die Hexadaktylie in der betreffenden Familie den größten Schwankungen ausgesetzt war (Abb. 14). Nur bei einem der vier Be-

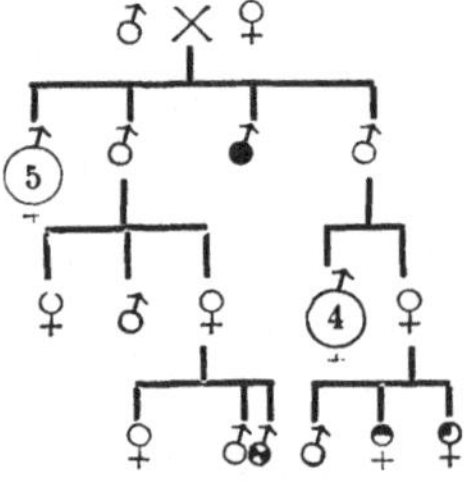

Abb. 14. Hexadaktylie nach KÖHLER.

hafteten war die Anomalie an allen vier Extremitäten vorhanden; bei dem behafteten Zwilling und einer Cousine war sie nur einseitig ausgeprägt (bei dem Zwilling die linke Hand und der rechte Fuß befallen). Das spricht natürlich außerordentlich stark im Sinne einer bloßen Manifestationsschwankung und nicht einer Erbverschiedenheit. Auch Herr Prof. KÖHLER hat sich vollkommen auf diesen von mir vertretenen Standpunkt gestellt.

Literaturverzeichnis.

U = im Original und in ausreichendem Referat unzugänglich.

Allgemeine Zwillingsbiologie und Zwillingspathologie.

ANEL: Mémoires pour l'histoire des sciences et des beaux arts, de l'imprimerie à Trévoux. 1716. S. 168.

BALLOWITZ: Nach CORRENS: Med. Klinik. 1920. 368.

BONNEVIE: Erblichkeit von Zwillingsgeburten. Norsk magaz. f. laegevidenskaben. 80, H. 8. (Dtsch. med. Wochenschr. 1919, 1059.)

BRIDGE, s. MORGAN-NACHTSHEIM: Die stoffliche Grundlage der Vererbung. Berlin 1921.

BROMAN: Normale und abnorme Entwicklung des Menschen. 1911. 170.

BUMM: Grundriß zum Studium der Geburtshilfe. 9. Aufl. Wiesbaden 1913.

COBB: The origin of human twins from a single ovim. Science. N. S. 1915. 41, 501. — U. —

DAUFORTH: Resemblance and difference in twins. Journ. of heredity. 10, 398.—U.—

DAVENPORT: Journ. of Heredity. 1919. 10. — U. — Derselbe: Influence of the male on the production of human twins. Americ. naturalist. 1920. 54.

FAIRCHILD: Twins, their importance as furniching evidence of the limitations of environment. Journ. of heredity. 10, 387. - U. —

FÉRÉ: Cpt. rend. des séances de la soc. de biol. Juli 1905. — U. —

FISCHER, EUGEN: Die Rehobother Bastards und das Bastardierungsproblem beim Menschen. Jena 1913.

FISHER: New data of the genesis of twins. II. internat. Congr. of Eugenics. I. Baltimore. — U. —

FRIEDENTHAL: Über den Grad der Blutsverwandtschaft in der Familie oder Sippschaft. Zeitschr. f. Ethnol. 1916. 48, 25.

GALTON: Inquiries into human faculty. Everyman's Library. London o. J. S. 155. — U. —

GANTHER: Die Muster der Papillarleisten der Palmae bei identischen Zwillingen, ein Beitrag zur klinischen Zwillingsforschung. Inaug.-Diss. Freiburg 1923. — Ungedruckt.

GOEHLERT: Zur Statistik der Zwillinge. Österr. Zeitschr. f. Heilk. 1868. Nr. 92. — Derselbe: Die Zwillinge, ein Beitrag zur Physiologie des Menschen. Virchows Arch. 1879. 76, 457.

v. GRAB: Über Zwillingsgeburten als Degenerationszeichen. Arch. f. Psychiatrie u. Nervenkrankh. 1922. 65, 79.

GUILLEMOT: Statistische Untersuchungen über Zwillinge und deren Geschwister. Semaine méd. Nr. 44. (Dtsch. med. Wochenschr. 1910, 2167.)

HAMMER: Über die Mendelsche Vererbung beim Menschen. Med. Klinik. 1912. 1033.

HAUSER: Vierlinge u. Vierlingsmütter. Münch. med. Wochenschr. 1913, 812.

HELLIN: Die Ursache der Multiparität der uniparen Tiere. München 1895.

v. HESS: Nach mündlicher Mitteilung.

HIPPOKRATES: Nach THOMAS.

JOHANNSEN: Elemente der exakten Erblichkeitslehre. 2. Aufl. Jena 1909.

JOLY u. PEYRAT: Bull. de l'acad. de méd. 1874. III.

KALMUS: Zwillinge als Belastungszeichen. Zentr. f. d. ges. Neur. u. Psych. 34, Heft 4, 1923.

KUHN: Die Pygmäen am Sanga. Zeitschr. f. Ethnol. 1914. 116.

LAIBLE, FRIEDRICH: Über ungleiche eineiige Zwillinge u. Akardie. Inaug.-Diss. Leipzig 1919.

MARCHAND: Zwei ungleiche eineiige Zwillinge. (Dem.) Münch. med. Wochenschr. 1910, 140.

MATHES: Was bedeutet Konstitution? Münch. med. Wochenschr. 1923, 229.

MEIROWSKY: Über die Entstehung der sogenannten kongenitalen Mißbildungen der Haut. Arch. f. Dermatol. u. Syphilis. 1919. 127, 1.

MEIROWSKY u. BRUCK: Über die Vererbung und Ätiologie der Muttermäler. Münch. med. Wochenschr. 1921, 1048.

MEIROWSKY u. LEVEN: Tierzeichnung, Menschenscheckung und Systematisation der Muttermäler. Arch. f. Dermatol. u. Syphilis 1921. 134, 1.

MEYER: Zur Biologie der Zwillinge. Diss. Berlin. 1917.

NAEGELI-AKERBLOM: Die Geminität in ihren erblichen(?) Beziehungen. Virchows Arch. f. pathol. Anat. u. Physiol. 1902. 170.

v. NEUGEBAUER: Kasuistischer Beitrag zur Frage der ungewöhnlichen Fruchtbarkeit des Weibes. Zentralbl. f. Gynäkol. 1913. Nr. 29.

NEWMAN: Journ. of exp. zool. 1913. 13. 1915. 15. — U. — Derselbe: The biology of twins. — U. —

NEWMAN u. PATTERSON: Journ of Morph. 1910. 21. 1911. 22. — U. —

NÜRNBERGER: Nachempfängnis- und Vererbungsfragen bei der Erzeugung rassendifferenter Zwillinge. Arch. f. Gynäkol. 1914. 102, 40.

POLL: Über Zwillingsforschung als Hilfsmittel menschlicher Erbkunde. Zeitschr. f. Ethnol. 1914. 46, 87.

POPENOE: Twins reared apart. Journ. of heredity. 1922. 13, 142.

REICHE: Das Wachstum der Zwillingskinder. Zeitschr. f. Kinderheilk. 1915. 13.

ROSENFELD: Zur Frage der vererblichen Anlage zu Mehrlingsgeburten. Zeitschr. f. Geburtsh. u. Gynäkol. 1903. 50.

RUMPE: Über einige Unterschiede zwischen eineiigen und zweieiigen Zwillingen. Zeitschr. f. Geburtsh. u. Gynäkol. 1891. 22.

RUPPIN: Die Zwillings- und Drillingsgeburten in Preußen im letzten Jahrzehnt. Dtsch. med. Wochenschr. 1901. 661.

SCHAPIRO: Zwillings- u. Mehrlingsgeburten in d. kgl. Charité-Frauenklinik vom 1. Jan. 1905 bis 1. Jan. 1910. Diss. Berlin 1912.

SCHATZ: Die Gefäßverbindungen der Placentarkreisläufe eineiiger Zwillinge. Arch. f. Gynäkol. 24, 27, 29, 30, 92.

SCHEIDT: Einführung in die naturwissenschaftliche Familienkunde. München 1923.

SCHIFF: Über das serologische Verhalten eines Paares eineiiger Zwillinge. Berl. klin. Wochenschr. 1914. 1405.

SCHWALBE: Die Morph. d. Mißb. des Menschen u. d. Tiere. Jena 1907. 2.

SIEMENS: Einführung in die allgemeine und spezielle Vererbungspathologie des Menschen. 2. Aufl. Berlin 1923. — Derselbe: Die Leistungsfähigkeit der zwillingspathologischen Arbeitsmethode für die ätiologische Forschung. Münch. med. Wochenschr. 1924.

SINIBALDUS: Genanthropeia sive de hominis generatione decateuchon. Frankfurt 1669. 696.

SOBOTTA: Eineiige Zwillinge und Doppelmißbildungen des Menschen im Lichte neuerer Forschungsergebnisse der Säugetierembryologie. Meyer-Schwalbe, Studien zur Pathologie der Entwicklung. 1914. 1, 3.

v. SPEYR: Die mehrfachen Geburten in ihren erblichen Beziehungen. Diss. Basel 1894.

STRASSMANN: Die mehrfache Schwangerschaft. v. Winckels Handb. d. Geb. 1904. 1, 2. — Derselbe: Die anthropologische Bedeutung der Mehrlinge. Zeitschr. f. Ethnol. 1908. 40.

THORNDIKE: Measurements of twins. Arch. of philosophy, psychology and scientifics methods. 1905. Nr. 1. — Derselbe: The resemblence of young twins in handwriting. Americ. naturalist. 1914. 49, 377.

WEINBERG: Die Anlage zur Mehrlingsgeburt beim Menschen und ihre Vererbung. Arch. f. Rassen- u. Gesellschaftsbiol. 1909. 6. — Derselbe: Beiträge zur Physiologie und Pathologie der Mehrlingsgeburten beim Menschen. Pflügers Arch. f. d. ges. Physiol. 1902. 88, 346. — Derselbe: Probleme der Mehrlingsgeburtenstatistik. Zeitschr. f. Geburtsh. u. Gynäkol. 1902. 47.

WEISSMANN: Vorträge über Deszendenztheorie. 3. Aufl. Jena 1913.
WEISSENBERG: Lebende Drillinge und Vierlinge. Arch. f. Rassen- und Gesellschaftsbiol. 1911. 8, 172.
WESTERGAARD: Zur Statistik der Mehrgeburten. v. Mayr, Allg. statist. Arch. Tübingen 1891/2. 2. Jahrg.
WILDER: Duplicate twins and double monsters. Americ. Journ. of anat. 1904. 3, 387. — Derselbe: Zur körperlichen Identität bei Zwillingen. Anat. Anz. 1908. 32, 193. — Derselbe: Palmes and soles. Americ. journ. of anat. 1, Nr. 4.

Spezielle Zwillingspathologie.

ACKERMANN: Tierärztl. Zentralbl. 1913.
AHLFELD: Die Mißbildungen des Menschen. Leipzig 1880. — Derselbe: Beitrag zur Lehre von den Zwillingen. Arch. f. Gynäkol. 1876. 9, 196.
ANONYMUS: Einige Bemerkungen über Albinos oder Kakerlaken und über Nigrinos. Journ. f. Kinderkrankh. 1866. 24, 357. — ANONYMUS: Ann. med.-physiol. Nov. 1873. — U. —
BALL: L'encéphale. 1884. Nr. 4.
BARTHOLINUS: Historiarum anat. variorum Cent. I. et II. Hafniae 1654. Cent. I. Hist. 66. S. 116. — U. —
BAUER, J.: Diskussionsbemerkung. Verhandl. d. deutsch. Ges. f. inn. Med. 35. Kgr. S. 83. München 1923.
— K. H.: Zur Vererbungs- und Konstitutionspathologie der Hämophilie. Dtsch. Zeitschr. f. Chirurg. 1922. 176, 109.
BAUME: Ann. psychol. 1863. I.
BÉDART: Cpt. rend. hebdom. des séances et mém. de la soc. de biol. 1892. 4, 367.
BING, Über einen Thoracopagus, speziell über seine Herzverhältnisse. Virch. Arch. 1923. 242, 35.
BISCHOF: Entwicklungsgeschichte der Säugetiere und des Menschen. Leipzig 1842. 152.
BLUNTSCHLI: Bemerkungen über einen abnormen Verlauf der Vena azygos. Morph. Jahrb. 1905. 33, 568.
BOCKENHEIMER: Ein Fall von lebenden zusammengewachsenen Zwillingen (Pyopagen) mit besonderer Berücksichtigung der operativen Trennung. Berlin. klin. Wochenschr. 1911. 2166. — Derselbe: Vorstellung der zusammengewachsenen Kinder Paisy und Violet Hilton. Münch. med. Wochenschr. 1911. 2417.
BOGMAN, Boston med. a. surg. journ. 1876. 95. — U. —
BOOTH: Zusammengewachsene Zwillinge von Brighton. Brit. med. journ. 1911. 653. (Med. Klinik. 1911. 1783.)
BOWDITCH: Red-green color-blindness in three allied families. Journ. of Heredity. 1922. 13, 139. — U. —
BRAMANN: Über die Dermoide der Nase. Arch. f. klin. Chirurg. 1890. 40, 132.
BRYANT: Nach BULLOCH: Treasury of human inheritance. 1909. 3, 50.
BUDDE: Beitrag zur Kenntnis der angeborenen Lumbosakralskoliose. Dtsch. Zeitschr. f. Chirurg. 1909. 151, 417.
BURKARD: Gleichzeitige und gleichartige Geschwulstbildung in der linken Brustdrüse bei Zwillingsschwestern. Dtsch. Zeitschr. f. Chirurg. 1922. 169, 166.
CAMPBELL: Zwillingsirresein und induziertes Irresein. Inaug.-Diss. Leipzig 1902.
CARBONELL: Vices de conformations multiples, identiques chez deux jumeaux. Bull. de la soc. anatom. 1865 40, 377.
CASSOUBE: Verschiedener Ausfall der Wassermannschen Reaktion bei Zwillingen. Bull de la soc. de pédiatr. de Paris. 1913. 179. (Berlin. klin. Wochenschr. 1913. 935.)
CHATELAIN ST. BLAISE: Rev. méd. de la Suisse romande. 1864. 6.
CLOUSTON u. SAVAGE: Journ. of mental science. April 1888.

COCKAYNE: Brit. journ. of childr. dis. 8, 484. 1911.
COREY: Med. and surg. report. 1868. Nr. 15. (Virch.-Hirsch, Jahresber. 1868.)
CRITZMANN: Bull. méd. 1894.
CROCKER: Diseases of the skin. 1, 621.
CURLING: Med. times and gazette. Jan. 1852. S. 84.
DELBAERE: Specimen de polydactylio congenito in gemellis. Lugd. Bat. 1847. — U. —
VAN DEVENTER: Erlenmeyers Zentralbl. 1893.
v. DOMARUS: Über Calcariurie, speziell ihre familiäre Form. Dtsch. Arch. f. klin. Med. 1917. 122, 117.
DRINKWATER: An account of a brachydactylous family. Proc. of the roy. soc. of Edinburgh. 1908. 28, 35.
DULOROY: Monstres doubles et dystocie foetale. Bull. de la soc. anat. de Paris. 1895. 70, 278. (Zentralbl. f. Gynäkol. 1896, 392.)
ELLIS: Transact. of the obstetrical soc. of London. 7, 160.
ELMIGER: Beiträge zum Irresein bei Zwillingen. Psychiatr.-neurol. Wochenschr. 1910/11. 12, 78 u. 85.
ENDERLEN: Über Blasenektopie. Wiesbaden 1904.
EUPHRAT: Allg. Zeitschr. f. Psychiatrie u. psych.-gerichtl. Med. 1888. 44, 191.
GÄDECHEN: Oppenheims Zeitschr. f. d. gesamte Med. 41, 532.
GALTON: The history of the twins, as a criterion of the relative powers of nature and nurture. Journ. of the Anthrop. Inst. of Great Britain and Ireland. 1876. 5, 324 u. 391. — U. —
GÖRANSSON: Psychose bei Zwillingen. Hygiea. Nr. 9. (Dtsch. med. Wochenschr. 1911. 2197.)
GRASSL: Dementia praecox bei Zwillingen. Arch. f. Rassen- u. Gesellschaftsbiol. 1922. 14, 177.
HAECKER: Entwicklungsgeschichtliche Eigenschaftsanalyse. Jena 1918
HALLIDAY-CROOM: Adenocarcinom des Uterus zugleich mit Myom bei Zwillingsschwestern. Zentralbl. f. Gynäkol. 1913. Nr. 3, S. 144.
HANHART: Nach brieflicher Mitteilung.
HASBACH: Hufelands Journ. 79, 113.
HASSE: Diskussionsbemerkung. Allg. Zeitschr. f. Psychiatrie u. psych.-gerichtl. Med. 1888. 44, 489.
HEILIG u. STEINER: Zur Kenntnis der Entstehungsbedingungen der genuinen Epilepsie. Untersuchungen an 567 Soldaten. Zeitschr. f. d. ges. Neurol. u. Psychiatr. Ref. u. Erg. 1912. 9, 633.
HELLER: Eine vergleichende Untersuchung des Stoffwechsels bei einem Zwillingspaar. Zeitschr. f. Kinderheilk. 1918. 18, 159. — Derselbe: Über familiäre Ichthyosis. Med. Klinik. 1921. 34.
HENNEBERG u. STELZNER: Über das psychische und somatische Verhalten der Pyopagen Rosa und Josefa („der böhmischen Schwestern"). Berlin. klin. Wochenschr. 1903, 798 u. 829.
HERFELDT: Zur Kasuistik des Irreseins bei Zwillingen. Allg. Zeitschr. f. Psychiatrie u. psych.-gerichtl. Med. 1900. 57, 25.
HERRMANN: Epileptische Anfälle mit typischer, vollständig gleichartiger Symptomatologie bei Zwillingen. Med. Klinik. 1919. 1028.
HILL: Journ. of mental science. Jan. 1883.
HOFFMANN: Nahrungsmengen und Energiequotient von an der Mutterbrust genährten frühgeborenenen Zwillingen und von einem weiteren ebenso genährten ausgetragenen Kinde derselben Mutter. Arch. f. Gynäkol. 1916. 106.
HOMÉN: Nach JENDRASSIK.
HÜBNER: Die Doppelbildungen des Menschen und der Tiere. Ergebn. d. allg. Pathol. u. pathol. Anat. 1912. 15, II. (1911). S. 99 u. 154.
JACOBSOHN: Inaug.-Diss. Basel 1907. — U. —

JENDRASSIK: Die hereditären Krankheiten. Handb. d. Neurologie. II. Berlin 1911.

JORDAN: Americ. breeders' magazine. 1911. 2, 19. — U. — Derselbe: Studies in human heredity. Univ. of California publ. bull. of the rect. soc. scientif. sect. 1912. 1, 293. — U. — Derselbe: Hereditary lefthandness, with a note of twinning. Journ. of genetics. 1914. 4, 67. — U. —

KATZKY: Monstri hermaphroditici historia. Acta medicorum Berolinensium. 9. Berolini 1721. Siehe ELBEN: De acephalis sive monstris cordi carentibus. Berlin 1821. S. 28.

KAY: Taubheit dreier Geschwister als Folge kongenitaler Syphilis. Journ. of the Americ. med assoc. 1920. 74, Nr. 17. (Münch. med. Wochenschr. 1920. 1025.)

KELZ: Memorabilien. 1878. Nr. 9.

KOOY: Über einen Fall von Heredodegeneratio (Typus Strümpell) bei Zwillingen. Dtsch. Zeitschr. f. Nervenheilk. 1917. 57, 266.

KOSCHEWNIKOFF: Rev. neurol. 1895.

KREISS: Demonstration eines Monstrums. Münch. med. Wochenschr. 1920. 706.

LASÈGUE-FALRET: Ann. méd.-psychol. 1877.

LEHMANN: Nederlandsch. tijdschr. v. geneesk. 1857. 1, 97. (Schmidts Jahrb. 1857, 96, 161.)

LOMMEL: Zwillinge. (Dem.). Berlin. klin. Wochenschr. 1912. 234.

LUSARDI: Mémoire sur la cataracte congénitale. Brüssel 1827. — U. —

MACDONALD: Zusammengewachsene Zwillinge. Brit. med. journ. 2. Nov. (Dtsch. med. Wochenschr. 1912. 2286.)

MAC DOWELL: Journ. of mental science. Okt. 1884.

MAC LEAN, Mongolian idiocy in one of twins. Journ. of the americ. med. assoc. 1922. 78, 13. (Ztr. f. d. ges. Neur. u. Ps. 28, 438.)

MARRO: Ref. in Erlenmayers Zentralbl. 1895. 268.

MAYER: Die Geburt zweier an den Bäuchen ganz zusammengewachsener Kinder. Frankfurt a. M. 1772. — MAYER: Zieglers Beitr. z. pathol. Anat. 1898. 23, 20.

MECKEL: Descriptio monstrorum nonnullorum. Leipzig 1826. S. 83.

MECKEL VON HEMSBACH: Müllers Arch. 1850. 450.

MENDEL: Ein Fall von Zwillingsirresein. Allg. Zeitschr. f. Psychiatrie u. psych.-gerichtl. Med. 1888. 44, 488. (Fall Euphrat.)

MERZBACHER, Gesetzmäßigkeiten in der Vererbung und Verbreitung verschiedener hereditär-familiärer Erkrankungen. Arch. f. Rassen- und Gesellschaftsbiol. 1909. 6, 172.

MICHAELIS: Die erbliche Beanlagung bei der menschlichen Tuberkulose nach eigenen Beobachtungen. Arch. f. Rassen- u. Gesellschaftsbiol. 1904. 1, 198.

MICKLE: Journ. of mental science. Okt. 1884. — Derselbe: Ibid. Apr. 1889.

MILLER: Über homologe Zwillinge. Jahrb. f. Kinderheilk. 1893. 36, 331.

MOHR u. WRIEDT: A new type of hereditary brachyphalangy in man. Carnegie Institution. Washington 1919.

MOLINA: Siglo med. 1855. S. 187. (Siehe FACKENHEIM: Hereditäre Polydaktylie usw. Jenaische Zeitschr. f. Naturwiss. 22, 352.)

VAN MONS: Journ. de Bruxelles. 1868. 47, 467 (Schmidts Jahrb. 1869. 141, 358.)

MORAVCSIK: Orvoso hetilap. 1888. (Nach OSTERMAYER.)

MOREAU DE TOURS: La psychologie morbide. Paris 1862.

MORO: Diskussionsbemerkung. Klin. Wochenschr. 1922. 1, 2259.

v. MÜLLER, FR.: Nach mündlicher Mitteilung.

MÜNCH: Über Anisometropie bei eineiigen Zwillingen. Klin. Monatsbl. f. Augenheilk. 1922. 58, 824.

NÄGELE: Beschreibung eines Falles von Zwitterbildung bei einem Zwillingspaar. Meckels Arch. f. Physiologie. 1819. 5, 136.

NESENSOHN: Eine Beobachtung von Verknöcherung der großen Fontanelle bei Zwillingen. Inaug.-Diss. Tübingen 1857.

NETTLESHIP: Nach HARMAN: Congenital cataract. Treas. of hum. inheritance,

London 1910. 4, 126. — Derselbe: Some unusual pedigrees of colour blindness. Transact. of the ophth. soc. of the Kingdom. 1912. 32, 309.
NEUGEBAUER: Hermaphroditismus beim Menschen. Leipzig 1908.
NICOLAS: Cpt. rend. des séances de la soc. de biol. Paris, 29. Nov. 1890. (Rev. internat. de bibl. méd. Jan. 1890.)
ÖLLER: Nach JENDRASSIK.
ORGLER: Beobachtungen an Zwillingen. Monatsschr. f. Kinderheilk. 1910. 9, 170.
OSTERMAYER: Zur Lehre vom Zwillingsirresein. Arch. f. Psychiatrie u. Nervenkrankh. 1892. 23, 88.
OTTO: Neue seltene Beobachtungen, zur Anatomie, Physiol. u. Pathol. gehörig. Berlin 1824. H. 1, S. 11.
D'OUTREPONT: Beobachtungen und Bemerkungen. Gemeins. dtsch. Zeitschr. f. Geburtsk. 1829. 4, 560.
PARÉ: Opera chirurgica. 1582.
PARKER u. ROBINSON: Clin. soc. trans. 1887. 20, 181.
PAYENNEVILLE: Langue scrotale en série familiale. Ann. de dermat. 1905, 141.
PEARSON: Ability. Treas. of human inheritance. London 1909. 1, 30.
PICK: Vererbungsfragen beim Menschen. Verhandl. der dtsch. Ges. f. inn. Med. 35. Kgr. München 1923. S. 81.
PISENTI: Cataracte familiale congénitale; influence de la consanguinité et de l'hérédité névropathique. Ann. d'oculist. 1900. 123, 354.
PREISS: Schles. Ärztekorr. 1905. 150. (Zentralbl f. Gynäkol. 1912. 114.)
REDLICH: Epilepsie und Linkshändigkeit. Arch. f. Psychiatr. u. Nervenkrankh. 1918. 44.
REINHARDT: Ein Fall von Situs inversus totalis bei Zwillingen (Rekruten). Dtsch. milit.-ärztl. Zeitschr. 1912. 41.
RIGGALL: Zwillinge aus Samar. Brit. med. journ. 30. April. (Dtsch. med. Wochenschr. 1910. 959.
RILLIET u. BARTHEZ s. LANDAU: Die Melaena der Neugeborenen. Breslau 1874.
RIVERS: Family phthisis. Treas. of human inheritance. London 1909. 1, 20.
ROHR: Über eineiige Zwillinge. Zeitschr. f. Kinderheilk. 1920. 26, 304. — Derselbe: Ernährungsstörung gleichartigen Verlaufs bei eineiigen Zwillingen. Deutsche med. Woch. 1923, 916.
ROMBERG: Inaug.-Diss. 1817. — U. —
ROMINGER: Bildarchiv. Freiburg 1923.
RUMPEL: Über identische Mißbildungen, besonders Hypospadie, bei eineiigen Zwillingen; über die Entstehung und morphologische Bedeutung des Frenulum praeputii, zugleich ein Beitrag zur Frage nach der ersten Entstehuug und dem Wiederverschwinden erblicher Mißbildungen. Frankfurt. Zeitschr. f. Pathol. 1921. 25, 53.
RUSH: Medical inquiries and observations upon the deseases of the mind. Philadelphia 1812.
SACHS: Berlin. klin. Wochenschr. 1921. 541.
SAVAGE: Journ. of mental science. Jan. 1884.
SAVIARD: Nach BULLOCH: Treas. of human inheritance. 1909. 3, 50.
SCHAUTA: Die Pyopagen-Schwestern Blažek. Gynäkol. Rundschau. 1910. 4, 437.
SCHICK: Zwilling mit Myxödem. (Dem.) Berlin. klin. Wochenschr. 1914, 1925.
SCHMIDTMÜLLER: Lucina IV, 252. (Nach THOMAS.)
SCHULTES: Zwillingspsychosen. Allg. Zeitschr. f. Psych. u. psych.-gerichtl. Med. 70.
SCHÜTZ: Char.-Ann. 1887. 12.
SCHWALBE: Die Morphologie der Mißbildungen des Menschen und der Tiere. Bd. 1 und 2. Jena 1907.
SENATOR: Zur Kenntnis der Leukämie und Pseudoleukämie im Kindesalter. Berlin. klin. Wochenschr. 1882. 533.
SEYFARTH: Beiträge zum totalen Albinismus, seine Vererbung und die Anwen-

dung der Mendelschen Vererbungsgesetze auf menschl. Albinos. Virchows Arch. f. pathol. Anat. u. Physiol. 1920. 228, 483.

SIEBOLD: 4. Bericht über die in der Kgl. Entbindungsanstalt zu Göttingen vorgefallenen Ereignisse in den Jahren 1838, 1839 u. 1840. Neue Zeitschr. f. Geburtskunde. 1843. 13, 243.

SIEGEL: Das Asthma. Jena 1912.

SIEGERT: Diskussionsbemerkung. Klin. Wochenschr. 1922. 1, 2259.

SIEMENS: Erythrodermie ichthyosiforme congénitale. (Dem.) Klin. Wochenschr. 1923, 2058. — Derselbe: Über die Bedeutung der Erbanlagen für die Entstehung der Muttermäler. Arch. f. Dermatol. u. Syphilis. 1924. — Derselbe: Über Linkshändigkeit. (Erscheint voraussichtlich in Virchows Arch. f. pathol. Anat. u. Physiol.)

SIEMENS u. HUNOLD: Zwillingspathologische Untersuchungen der Mundhöhle. Arch. f. Dermatol. u. Syphilis. 1924.

SINGER: Bericht über einen luetischen und einen nichtluetischen Zwilling. Arch. f. Kinderheilk. 1919. 67.

SOUKHANOFF: Ann. méd.-psychol. 1901. I.

STEINER: Über die familiäre Anlage zur Epilepsie. Zeitschr. f. d. ges. Neurol. u. Psychiatrie. 1914. 23, 315.

STIEFLER: Demonstration eines Zwillingspaares mit angeborener spastischer Paraparese der Beine. Wien. klin. Wochenschr. 1920. 73.

STIER: Untersuchungen über Linkshändigkeit und die funktionellen Differenzen der Hirnhälften. Jena 1911.

v. SZONTAGH: Über Disposition. Berlin 1918.

THOENES: Lues congenita und Zwillingsschwangerschaft Dtsch. med. Wochenschr. 1922. 1386.

THOMAS, FRITZ: Über homologe Zwillinge. Inaug.-Diss. Marburg 1919.

TROUSSEAU: Med. Klinik. Übersetzt von CULMANN. 1868. 2.

TRUNEČEK: Semaine méd. 1910. Nr. 20.

TSCHEREWKOW: Zusammengewachsene Zwillinge. Russki Wratsch. Nr. 49. (Dtsch. med. Wochenschr. 1913. 282.)

VELPEAU: Embryologie ou ovologie humaine. Brüssel 1834. 65.

VIRCHOW: Über die sog. zweiköpfige Nachtigall. Berlin. klin. Wochenschr. 1873. Nr. 9. — Derselbe: Nach AHLFELD: Arch. f. Gynäkol. 9, 220.

VOGT: Über das fam. Vorkommen typisch menstrueller Blutungen während der Gravidität. Zeitschr. f. Gynäkol. 1909. 1253.

WALTERS: Mus. anat 1805. S. 123.

WEBER: Seltener Fall diphtherischer Infektion neugeborener Zwillinge. Zentralbl. f. Gynäkol. 1922. Nr. 16.

WEISE: Zweieiige Zwillinge. (Dem.). Berlin. klin. Wochenschr. 1912. 2338.

WENDT: Diskussionsbemerkung. Allg. Zeitschr. f. Psychiatrie u. psych.-gerichtl. Med. 1888. 44, 488.

WERTHER: Disputatio medica de monstro hungarico. Leipzig 1707. (Nach HENNEBERG und STELZNER.)

WIEGMANN: Membrana pupillaris persistens bei einem Zwillingspaar. Klin. Monatsbl. f. Augenheilk. 1909. 8, 592.

WIMBERGER: Eineiige Zwillinge. Zeitschr. f. Kinderheilk. 1921. 30.

WINDLE: A note on identical malformations in twins. Journ. of anat. 1892. 26, 495.

WOLFFSON: Über ein Zwillingspaar mit angeborenen gleichen Gaumendefekten. Dtsch. Monatsschr. f Zahnheilk. 1901. 19, 479.

WRIGHT: Hydroceph. Zwillinge mit Syringomelie. Canad. pract. and rev. April 1899.

ZEINER: Zusammengewachsene Zwillinge. Norsk magaz. f. laegevidenskaben. Nr. 2. (Dtsch. med. Wochenschr. 1914. 461).

ZINN: Diskussionsbemerkung. Allg. Zeitschr. f. Psychiatrie u. psych.-gerichtl Med. 1888. 44, 489.

Sachverzeichnis.